# LES
# EMPOISONNEMENTS
## SOUS LOUIS XIV

D'APRÈS LES DOCUMENTS INÉDITS DE L'AFFAIRE DES POISONS

### 1679-1682

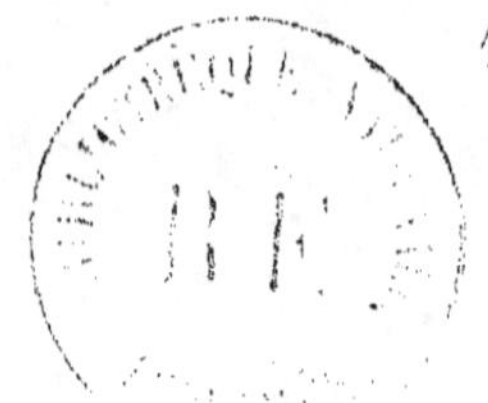

« Plus est hominem extinguere veneno
quam occidere gladio. »

(ANTONIN).

PAR

## Le D<sup>r</sup> Lucien NASS

ANCIEN EXTERNE DES HOPITAUX DE PARIS
MÉDAILLE DE BRONZE DE L'ASSISTANCE PUBLIQUE

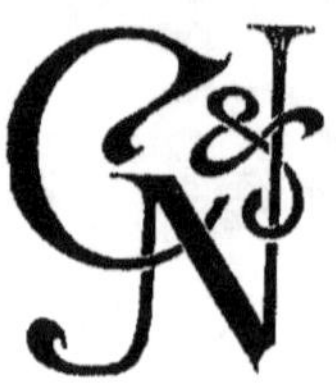

## PARIS

GEORGES CARRÉ ET C. NAUD, ÉDITEURS

3, RUE RACINE, 3

1898

# LES
# EMPOISONNEMENTS

## SOUS LOUIS XIV

D'APRÈS LES DOCUMENTS INÉDITS DE L'AFFAIRE DES POISONS

### 1679 - 1682

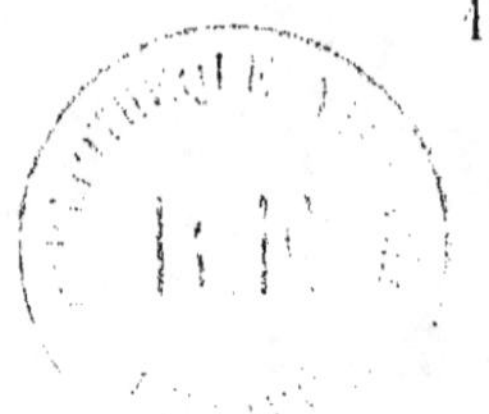

« Plus est hominem extinguere veneno
quam occidere gladio. »

(ANTONIN).

PAR

## Le D<sup>r</sup> Lucien NASS

ANCIEN EXTERNE DES HOPITAUX DE PARIS
MÉDAILLE DE BRONZE DE L'ASSISTANCE PUBLIQUE

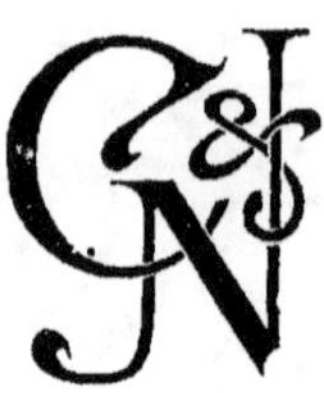

# PARIS

GEORGES CARRÉ ET C. NAUD, ÉDITEURS

3, RUE RACINE, 3

—

1898

# A M. LE PROFESSEUR BROUARDEL

DOYEN DE LA FACULTÉ

MÉDECIN DES HOPITAUX

MEMBRE DE L'INSTITUT

MEMBRE DE L'ACADÉMIE DE MÉDECINE

COMMANDEUR DE LA LÉGION D'HONNEUR

Nos premiers remerciements doivent aller à tous
ceux qui ont bien voulu s'intéresser à notre œuvre et
nous soutenir dans nos recherches.

M. le Pr BROUARDEL, qui nous a fait le grand honneur
d'accepter la présidence de notre thèse, nous avait, dès
la première heure, accordé sa haute approbation. Nul,
plus que le professeur de médecine légale de la Faculté,
n'est compétent en matière de toxicologie. Qu'il veuille
bien recevoir ici l'expression de notre profonde grati-
tude pour la grande indulgence qu'il nous a témoignée.

M. le Pr LACASSAGNE, de Lyon, nous a également
encouragé dans la voie que nous voulions suivre : nous
lui adressons l'hommage respectueux de notre reconnaissance.

M. le Dr VIBERT, le savant médecin légiste, nous a
aussi accordé son appui ; ses excellents conseils nous
ont été très utiles ; nous tenons particulièrement à le
remercier du vif intérêt qu'il nous a porté.

En dehors du monde médical, nous avons également
trouvé de bienveillants accueils : M. Frantz FUNCK BREN-
TANO, conservateur à l'Arsenal, nous fut d'une extrême
obligeance ; il nous a facilité les recherches bibliogra-
phiques et indiqué les sources où nous devions nous
référer. C'est du reste un historien très sûr, doublé
d'un écrivain délicat.

Nos excellents amis, Émile Chauvin, le distingué député de Seine-et-Marne, agrégé des facultés de droit, et Georges Dutois, avocat à la cour de Paris, nous ont donné tous les renseignements nécessaires pour le côté juridique de notre sujet. Nous avons été très heureux de mettre à profit leur indiscutable compétence.

M. Brandin, archiviste paléographe, a bien voulu nous déchiffrer d'illisibles manuscrits ; le fac-similé annexé à l'ouvrage est une preuve de sa sagacité.

Et maintenant, qu'il nous soit permis, selon l'usage, d'adresser à ceux qui furent nos maîtres dans les hôpitaux, le témoignage de notre vive reconnaissance et de notre respectueuse admiration.

M. le Pr agrégé Netter, dont l'accueil est si cordial, nous a donné les premières notions de clinique à l'hôpital Tenon ; nous n'oublierons jamais sa bonne parole, car c'est une bonne fortune pour nous d'avoir pu être un de ses élèves.

M. le Dr Albert Mathieu nous a appris la pathologie de l'estomac ; nous lui sommes reconnaissant des remarquables leçons qu'il nous a faites au lit du malade, et des marques de sympathie qu'il nous a données.

Nous gardons aussi le meilleur souvenir de l'année que nous avons passée à la consultation de l'hôpital Andral, dans le service de M. le Dr Polguère.

Enfin, nous avons terminé nos études à l'hôpital Saint-Louis, dans le remarquable service de M. le Pr agrégé Nélaton ; il nous a enseigné la clinique chirurgicale ; nous l'en remercions bien sincèrement.

# INTRODUCTION

L'étude des empoisonnements criminels à travers
les siècles constitue certainement un des chapitres les
plus intéressants, les plus originaux — mais aussi un
des moins connus — de l'histoire générale. C'est une
source féconde où tous peuvent puiser : philosophes,
moralistes, historiens, savants, légistes, romanciers et
dramaturges même ! Chacun, pour sa part, y trouve des
documents intéressants dont il tire des conclusions
logiques, pour apporter un nouveau chapitre à l'ensemble des connaissances humaines.

Les uns peuvent y suivre, d'un coup d'œil rétros-
pectif, l'évolution des esprits ; le caractère de chaque
race, de chaque époque, s'y révèle nettement. Tel
siècle, telles mœurs, tels crimes, telles armes. Com-
prend-on aujourd'hui Mithridate sans sa bague, Cléo-
pâtre sans philtres ni esclaves, Néron sans Locuste, les
Borgia sans l'acquetta ? Le poison fut pour eux un instrument d'État : c'est à lui qu'ils ont dû leur redoutable
puissance ; c'est lui qui, peut-être, en fait vivre quelques-uns dans l'histoire.

Les mauvais exemples sont toujours les mieux suivis : les sujets imitèrent les maîtres, et sous ces règnes néfastes, à ces périodes tourmentées, patriciens et plébéiens, courtisans et vassaux, prélats et clercs, furent empoisonneurs avant d'être victimes : breuvages mystérieux, « chatons de mort, » parfums subtils, tels furent les confidents discrets et sûrs des ambitions inassouvies, des vengeances préméditées, des haines et des amours passionnelles.

A certaines pages de l'histoire, on voit de véritables épidémies s'abattre ainsi sur la société : car le poison est toujours l'arme favorite des princes et des peuples dégénérés : tels les Romains de la décadence, telle la Cour pontificale du moyen âge.

Il n'y a pas que le moraliste qui tire de cette étude un précieux enseignement : si le philosophe y poursuit l'évolution de l'individu, le savant, chimiste ou médecin, y trouve la lente progression de l'esprit scientifique opposé à l'esprit criminel.

D'une part, il verra les tâtonnements aveugles et indécis d'une superstition inquiète et coupable.

D'autre part, il verra l'aurore d'une science nouvelle : la toxicologie ; ses hésitions du début, ses erreurs mêmes, puis ses grandes étapes dans la marche des siècles (recherches de l'arsenic, du phosphore et plus récemment des alcaloïdes), enfin le triomphe définitif de la raison et de la justice sur l'empirisme et le crime.

Combien d'autres pourront encore tirer profit de cette histoire si spéciale — de cet à-côté de l'histoire.

— Le légiste n'y trouve-t-il pas l'évolution du droit

criminel? Le poète n'y voit-il pas matière inépuisable
à flatter la romantique imagination du peuple? Tous
ceux-là, grâce à ces données exactes, deviendront aussi
des évocateurs fidèles des époques disparues.

Cette étude, qui à tant de titres divers serait si précieuse, est malheureusement très difficile — pour ne
pas dire impossible — à établir d'une façon absolue.
Toute histoire doit s'appuyer sur des « sources » authentiques, indiscutables, tels des manuscrits de l'époque, les mémoires, les lettres administratives, les relations de contemporains ayant vu et entendu ce qu'ils
rapportent.

Ici, ces sources nécessaires font presque totalement
défaut, ou du moins sont assez dissimulées pour être
restées la plupart méconnues. Aussi, tout ce qu'on a
dit, écrit et répété sur le poison tient plus de la légende
que de l'histoire : le roman-feuilleton, le mélodrame
s'en sont emparés, et leurs auteurs ont facilement exalté
l'esprit populaire, toujours avide de récits sensation-
nels ; ce n'est pas la Lucrèce de V. Hugo qui nous dira
la composition de l'acquetta, ni les véritables effets de ce
mystérieux poison des Borgia.

Il faut donc aujourd'hui, en séparant le vrai du faux,
faire la part de la tradition et n'accepter que les documents authentiques auxquels tout historien doit se référer ; et parmi ceux-ci combien d'allégations, de racon-
tars, d' « on dit » qu'il faut impitoyablement réfuter,
sous peine de retomber dans l'erreur de la légende.

En publiant aujourd'hui, sous forme de thèse inau-
gurale, un aperçu sur les empoisonnements du XVIIe

siècle, nous n'avons pas l'intention d'écrire un chapitre d'histoire ; d'autres plus autorisés que nous, ont déjà, — incidemment, il est vrai, — traité en partie cette question, en parlant des mœurs de l'époque ; c'est le côté scientifique, toxicologique, médico-légal pour ainsi dire, que nous avons cherché à mettre en lumière, et cette étude sera pour nous le point de départ d'une série d'autres analogues, sur les Borgia, sur l'antiquité, sur les temps modernes, de telle sorte que l'ensemble formera un tout complet qui constituera l'historique général du poison.

Nous avons commencé par le siècle de Louis XIV, parce que nous avons trouvé sur cette époque une quantité considérable de documents et de manuscrits inédits. Les procès-verbaux d'interrogatoires, de confrontations, d'expertises, de jugements, sont presque tous conservés à la Bibliothèque de l'Arsenal ; il est aussi d'autres sources (v. Bibliog.) que nous avons pu mettre à profit. Il nous était donc possible de tirer des conclusions formelles, et de contribuer ainsi pour une bien faible part à montrer l'état de la toxicologie, il y a deux cents ans.

Nous verrons l'audace des empoisonneurs dont les procédés subtils et savants déroutaient les hommes de l'art ; nous montrerons d'une part le criminel, recueillant de ses aînés et de ses complices des recettes mystérieuses, travaillant lui-même à de nouveaux poisons plus fidèles et plus discrets : de l'autre, l'expert, ignorant souvent les propriétés toxiques des matières soumises à son examen, se méprenant parfois sur leur nature même, en un mot n'ayant à opposer à l'empirisme qu'une science très imparfaite de la chimie et de la toxicologie.

Nous verrons la Justice royale à l'œuvre, justice partiale et dépendante qui acquittait les grands, mais écrasait les petits ; nous dirons ce qu'étaient ces « robes noires de l'arsenal, jouant, comme l'écrit Michelet, une comédie honteusement tragique ». Le jugement de l'histoire condamne aujourd'hui moins les accusés que les juges.

Avant cependant d'entrer dans le vif de notre étude, nous avons cru nécessaire de faire un bref exposé de l'état des esprits au temps de la Brinvilliers et de la Voisin. Nous avons insisté surtout sur la superstitieuse sorcellerie qui fut peut-être la cause première de tous les crimes qu'on classe en bloc sous le nom d' « affaire des poisons ». D'ailleurs les procès de sorcellerie, clos en 1672 par le *Chancelier* n'avaient-ils pas précédé ceux que l'on confia, en 1679, à la Chambre de l'Arsenal ? Sorciers, magiciens, devins, empoisonneurs, pour qui l'on créa une justice spéciale, devaient être englobés dans la même proscription (édit de 1682). Qu'on nous pardonne donc la longue digression du début ; elle nous a paru nécessaire pour mieux exposer dans la suite le sujet lui-même.

# CHAPITRE PREMIER

**La cour de Versailles. — L'« état d'âme » des courtisans. — Influences espagnole et italienne. — Sorcellerie et poison. — Les avorteuses.**

Le siècle de Louis XIV n'est pas seulement l'époque brillante que les historiens se sont plu à nous décrire. Certes, les glorieux faits d'armes des généraux français, les victoires plus belles encore des Racine et des Molière, les sages réformes de Colbert et de Louvois, l'habile diplomatie de de Lionne, et surtout l'éclat incomparable de ce Versailles, où trônait le Roi-Soleil, devaient assurer à la France la première place en Europe. Mais cette brillante auréole était factice, car, sous ce vernis d'élégance et de préciosité, malgré Bossuet et Pascal et leur austère morale, jamais mœurs ne furent plus dissolues, jamais société ne fut plus hypocritement criminelle, plus stupidement superstitieuse.

L'« affaire des Poisons », ce drame sombre dont le dernier tableau fut la place de Grève, est la tache sanglante qui devait stigmatiser cette glorieuse époque, et condamner Versailles devant la postérité. Elle sera pour nous d'un enseignement fécond : nous verrons les empoisonneurs à l'œuvre, fabriquant leurs drogues au milieu des plus absurdes pratiques de sorcellerie ; les victimes, souvent aussi peu intéressantes que les coupables ; les médecins déroutés par l'étonnant empirisme des alchimistes ; les juges, d'une juste sévérité contre les faibles, d'une criminelle indulgence envers les grands.

Sans nous occuper du côté philosophique et moral de ce drame humain, nous y trouverons des détails nouveaux qui pourront préciser l'exacte connaissance que l'on avait de l'art des empoisonnements et la maladroite ignorance des experts du temps.

L' « affaire des Poisons » prit naissance en 1678 ; mais elle avait eu un douloureux prologue : le supplice de la Brinvilliers, qui expia, en 1876, la longue série de ses forfaits ; ce ne fut pas le châtiment, mais le crime qui servit d'exemple ; elle eut de nombreux imitateurs, et bientôt, en plein Paris, se trama un gigantesque complot, se constitua une véritable association d'empoisonneurs, assassins à gages qui devaient aveuglement servir les desseins de leurs clients.

Ces clients portent les plus beaux noms de l'armorial français : duc de Luxembourg, maréchal de la Ferté ; et parmi les femmes : duchesse de Bouillon, de Vivonne, de Duras, de Vitry, les comtesses de Polignac, de Roure, de Soissons (celle-ci que Michelet appelait la noire Olympe Mancini) ; le Parlement lui-même fut taché : la Présidente Leféron, la Présidente Lescalopier, connurent aussi pour en profiter le commerce des empoisonneuses. Les juges étaient les proches parents des accusés.

La bourgeoisie elle-même, cette bourgeoisie si médiocre, si tenue à l'écart de la cour, partant si honnête, fut atteinte par le mal; jusqu'aux paysans enfin, ces serfs soumis passivement à l'autorité seigneuriale, qui usèrent de cette arme si lâche, mais si sûre : le poison. Ce sont en grande partie les femmes qui figurent dans cette statistique. N'ayant ni épées, ni laquais, elles employaient des magiciens qui les débarrassaient de leurs ennemis, procédé très simple qui leur assurait l'impunité.

Le mal se répandit avec une effrayante rapidité ; en peu de temps, il avait pris racine dans toutes les classes de la société et devenait un véritable fléau qui épouvanta Louis XIV lui-même, lorsqu'il essaya de l'arrêter.

Sans vouloir entrer ici dans une étude psychologique, qui serait déplacée dans une thèse médicale, il est nécessaire cependant de rechercher les causes possibles de cette folie criminelle qui secoua la France pendant si longtemps.

Jusqu'aux temps modernes, les historiens ont fait le silence sur cette lamentable affaire des Poisons ; ils ne voulaient pas ternir l'éblouissant éclat de l'auréole royale. Michelet osa faire ce que Voltaire avait sciemment omis (1); il montra ce que fut cette société précieuse, élégante et polie; il dévoila ces dessous scandaleux que cachait l'étiquette de la cour; tout ce peuple de courtisans s'agitant dans une atmosphère de débau-

______

(1) Voir Siècle de Louis XIV, chap. xxvi ; Voltaire y classe l'affaire des poisons parmi les anecdotes et curiosités du règne ! Encore est-il très incomplet et très partial.

ches et de crimes. Et certes, ce ne dut pas être un des moindres soucis de Louis XIV, que de voir ce Versailles, qu'il avait créé lui-même, façonné à son image, qui constituait à ses yeux le plus beau fleuron de sa couronne, livré en pâture à la nécessaire inquisition des magistrats, au sévère, mais inévitable jugement de la postérité.

Le roi fut d'ailleurs le premier coupable, inconscient il est vrai :

Les femmes surtout ont pratiqué l'empoisonnement au XVII° siècle. Il est certain qu'elles ont toujours tenu la première place dans une telle statistique ; les conditions inhérentes à leur sexe, à leur tempérament, en sont la cause. Mais ici, elles sont poussées par un mobile spécial ; toutes, du moins celles de la cour, ne visent qu'un but : l'amour du roi. C'est bien là la raison première de ces crimes ; c'est pour obtenir la faveur royale, pour glisser un pied dans la couche adultère de Louis XIV, que toutes intriguent, complotent, s'assassinent mutuellement. Une d'elles devait réussir : M<sup>me</sup> de Montespan, et gouverner le pays de l'autorité qu'elle imposait à son royal amant.

Ainsi donc, une cour merveilleuse d'élégance et de préciosité, des seigneurs couverts de dentelles et de canons, mais croupis dans la plus lâche oisiveté ; des dames liées en apparence par la plus profonde intimité, s'embrassant à tout propos, se jurant une éternelle amitié, et conspirant secrètement les unes contre les autres pour atteindre et gravir au socle de ce piédestal : le trône, ou mieux, le lit royal.

Voilà la cause efficiente du mal. A celle-ci, il faut en ajouter d'autres qui ont aussi leur importance.

Le relâchement général, la débâcle des mœurs, comme dit Michelet, avait à ce point aveuglé les esprits que l'on peut affirmer qu'ils n'avaient plus guère conscience du bien et du mal. C'était plus que jamais, en 1678, le temps des adultères étalées en plein jour, — le roi n'en donnait-il pas le plus encourageant exemple — des liaisons scandaleuses effrontément affichées, époque bien digne de celle qui devait lui succéder, moins hypocrite : la Régence. Le siècle de Louis XIV est celui, non plus de la politique, mais de la débauche : Richelieu, Mazarin étaient morts et avec eux les conspirateurs ; le roi étant le souverain maître, les cabales firent place aux intrigues de ruelles.

En outre, les esprits, comme l'a si magistralement montré Michelet, étaient entraînés vers une théorie importée en France par l'illuminisme espagnol ; c'est celle du quiétisme, de la suprême quiétude : L'Es-« pagne morte enseigna à la France le dogme de « la mort de l'âme, doctrine qui tentait par sa sim-« plicité : elle dispense de la casuistique... Qu'on « endorme la volonté, il n'y a plus d'intentions, plus « de responsabilité, plus de péché. L'âme se noie « dans la souveraine équivoque, l'amour, qui la « confond avec l'objet aimé et la perd tout en lui. « Nulle et anéantie, elle ne veut plus rien et ne fait « rien ». C'est la mort de la conscience, c'est l'irresponsabilité absolue qui excuse tous les crimes. Quel meilleur moyen d'étouffer des remords, pourtant bien faibles, que de s'agenouiller et de dire : « Mon Dieu, vous l'avez voulu. »

D'ailleurs les contemporains qui furent témoins de ces scandales, qui assistèrent aux exécutions de la Brinvilliers, de la Voisin et consorts, ne s'indignaient pas autrement de ces abominables crimes. M$^{me}$ de Sévigné, entre autres, malgré son exquise sensibilité, plaisante très spirituellement sur ce sujet. Cette femme nerveuse et impressionnable à l'excès, raconte le plus naturellement du monde les démêlés de ses amies: la comtesse de Soissons, la duchesse de Bouillon avec « les robes noires » de l'Arsenal, elle pleure sur « le sort de la marquise de Brinvilliers » (lettre CCCXLVIII, tome IV); et l'année suivante, lorsqu'elle raconte le supplice de cette « diablesse de Voisin » qui fut loin de mourir comme une sainte, elle dit: « Vous voyez bien, ma fille, que cela n'est pas si terrible que l'on pense ; comment vous portez-vous de ce petit conte ? » (lettre CCCCLXXVIII).

Des victimes, pas un mot ; mais un sentiment de réelle sympathie pour ces pauvres accusés enfermés à la Bastille ou à Vincennes.

Le D$^r$ Legué, dans son livre des « Médecins et empoisonneurs au xvii$^e$ siècle », invoque d'autres motifs psychologiques, mais guère probants, selon nous. Pour lui, ces criminels, et en particulier la Brinvilliers, étaient poussés par un mystérieux besoin de tuer, qu'il n'explique du reste par aucune nécessité, « on tuait pour le plaisir de voir râler des êtres et bleuir la peau humaine, on tuait parce que l'on subissait la suggestion

de cette volonté qui s'affirmait dans son rôle impla-
cable, dans sa surnaturelle puissance, dans son écra-
sante et terrifiante domination ». Ils agissaient donc,
ces empoisonneurs, sous l'empire d'une impulsion irré-
sistible, qui entraînait aveuglément toute une société
vers l'abîme du meurtre. Peut-être est-ce aller un peu
loin. On tuait, c'est évident, non pour le plaisir, mais
pour le besoin, la nécessité pratique de tuer. Lorsqu'il
faut à tout prix se débarrasser d'un rival, lorsque d'autre
part on peut avec des mots et des sophismes calmer
l'inévitable révolte de la conscience, quelle meilleure
arme, surtout pour une femme, que le poison? Les
grands coupables dans cette lamentable affaire qui
devait éclabousser de sang cette page de notre histoire,
ce sont les mœurs de la cour, comme de la ville, et
c'est la facile absolution du confessionnal.

Ajoutons à cela l'inévitable besoin d'argent qu'exi-
geait le luxe nécessaire de Versailles, le jeu effréné, le
renchérissement des denrées, les disettes fréquentes.
Déjà commençait l'irréparable décadence de Versailles :
Colbert mourait impuissant malgré ses réformes, et ce
roi insouciant et frivole ne vit pas l'origine du mal; il
ne se décida à agir que trop tard pour assurer sa propre
sécurité.

Qui donc avait introduit en France cette mode des
empoisonnements? Car, malgré que de tout temps il
n'y eût jamais de cour royale sans poison, on peut dire
que l'esprit français répugne de prime abord à cette
arme des lâches et des faibles. Si nos courtisans apprirent des Espagnols la trompeuse théorie du quiétisme,

ils tinrent des Italiens ces coutumes criminelles qui
florissaient à Rome et dans les petits états de la pénin-
sule. En même temps que ces Italiens nous importaient
leur admirable Renaissance, ils donnèrent aux Français
leurs sentiments moins chevaleresques, leurs vices plus
nombreux, leurs maladies plus terribles: ils nous en-
seignèrent le poison (1).

Quand éclata le scandale de 1678, la France avait eu
les Valois, les Médicis, Concini, Mazarin; la cour fut
longtemps peuplée de seigneurs éduqués aux mœurs
italiennes; ils nous apprirent les secrets des alchimistes, ils nous firent connaître l'arsenic, la cantharide,
les poisons des Borgia, les fleurs, les gants, les étoffes
empoisonnées. Florence, la patrie des Médicis, n'était-
elle pas aussi celle du poison?

C'est ainsi qu'entraînés par la succession des événements les esprits en vinrent logiquement à ce degré
d'immoralité et de crimes; l'ignorance et la superstition
devaient achever ce qu'avaient si bien commencé la
débauche et l'intrigue.

Malgré la remarquable évolution du Cid, qui datait

---

(1) Voici un extrait d'un factum du xviiᵉ siècle, qui indique bien la différence de caractère entre Français et Italiens : « Les Italiens font une fausse
plaisanterie sur les François : ils leur reprochent qu'ils ont de la bonne foy
jusques dans leurs crimes, et assez de simplicité pour se punir eux mêmes
dans leur vengeance, et par les manières éclatantes dont ils procurent la mort
à leurs ennemis, de s'attirer une mort plus cruelle, et qui traîne avec elle
l'horreur et l'infamie du supplice.
La haine des Italiens est plus intelligente ; leur vengeance plus métho-
dique, à force d'étude et de travail ; ils ont composé des poisons si subtils et
si déguisés, qu'ils trompent l'art et la capacité des médecins. »

de 1636, et qui, en 1678, avait produit Molière, Racine
et Boileau, malgré Bossuet, qui par sa sévère éloquence,
stigmatisait les désordres dont il était témoin, les
courtisans, comme les bourgeois, comme le peuple,
étaient toujours aussi ignorants, aussi bêtement supers-
ticieux qu'aux plus mauvais jours du moyen âge. Rappelons seulement qu'à la naissance de Louis XIV, on
fit très gravement tirer son horoscope, et ce n'est que
plus tard, dans un arrêt solennel, que le Parlement
dénonça les astrologues comme charlatans. Paris regor-
geait de sorciers, de devins, de pythonisses, de démoniaques qui lisaient l'avenir, dont, chose bizarre, les
pronostics étaient souvent justes. Que de fois ils pré-
dirent à la femme gênée par son époux un veuvage
prochain, à la maîtresse délaissée la mort de l'infidèle,
à un courtisan la disparition de ses rivaux (1).

Voici comment la scène se passait: une femme, par
exemple, va trouver un sorcier, une sorcière le plus
souvent, et lui expose que son mari lui devient insupportable, que par sa surveillance continuelle, elle ne
peut se donner à l'amant de son choix; ou simplement
elle demande ce qu'il faut faire pour obtenir la conversion de l'époux impénitent qui offense la religion à tout
propos. La devineresse examine alors les lignes de sa

_______________

(1) Cf. à ce sujet Michelet (Introduction à l'Histoire de France, tome I,
le chapitre relatif au spiritisme). Il y donne les raisons sociales qui ont créé
la sorcellerie. Pour lui, la femme, toujours soumise et esclave du maître, s'af-
franchit de sa domination et le commande à son tour en devenant sorcière.
L'homme, qui chasse la femme de son foyer, viendra s'agenouiller devant
elle pour implorer sa grâce auprès des noirs esprits.

main, lui prédit des événements extraordinaires, et lui conseille une neuvaine.

La neuvaine une fois faite, le mari est toujours aussi gênant, et la pythonisse annonce sa maladie et sa mort prochaine. Si la femme comprend, elle verse d'abord la forte somme, puis elle exécute ponctuellement les ordres donnés: elle emploiera telle poudre, telle eau, et l'avenir confirmera le pronostic de la voyante. Sinon, celle-ci, par un artifice quelconque, sous le couvert de la religion, se procurera de sa future victime une chemise, un chausson, un gant, sous couleur de faire bénir ces objets qu'elle empoisonnera ; la cliente n'est alors qu'une coupable inconsciente. Mais combien d'entre elles feignaient de ne pas comprendre les allusions de la devineresse, et purent ensuite déclarer en toute sincérité que jamais il ne fut question de poison, dans ces entretiens mystérieux.

Une célèbre empoisonneuse du temps, la Voisin, que nous aurons souvent occasion de retrouver au cours de cette étude, raconte ainsi une scène analogue. Il s'agit de la présidente Leféron, qui voulait par tous les moyens possibles se débarrasser de son mari : « Après lui avoir regardé à la main de la même façon qu'elle faisait à d'autres gens, la dame (Leféron) lui demande (à la Voisin) peu de temps après, si elle ne serait pas bientôt veuve, et peu à peu s'étant accoutumée de parler de ce sujet, elle lui témoigna ses mécontements à l'égard de son mari, qu'elle était bien malheureuse de n'avoir aucune personne, à qui elle pût se confier... et M^{me} Leféron lui parla ensuite de la poudre de diamant et des parfums et lui dit qu'elle voudrait bien trouver un homme qui lui fût fidèle et assuré pour faire son affaire et aller en Italie chercher quelque chose pour elle » (Interrogatoire de la Voisin à Vincennes).

Il était d'ailleurs un saint qui avait la clientèle spéciale des femmes malheureuses en ménage : c'était Saint-Nicolas : « Et furent ces dernières messes dites à l'Ave Maria dans la chapelle de Saint-Nicolas de Tolentin (Int. de l'abbé Guibourg, le 13 juillet 1680, à Vincennes). Ravaisson ajoute : « On raconte alors qu'une femme ayant fait faire une neuvaine à Saint-Nicolas pour la conversion de son mari, il mourut au bout de huit jours. Voilà, dit-elle, en riant, un saint qui est bien bon, il donne plus qu'on ne lui demande. »

C'est qu'en effet les pratiques religieuses — disons mieux superstitieuses — sont à la base même de cette affaire d'empoisonnement. Qu'on ne nous accuse pas d'être ici partial ; les faits démontreront ce que nous avançons. Sorcellerie et poison ont la même histoire, partant, ne peuvent se séparer, et pour se faire une idée exacte des mœurs étrangement criminelles de cette époque, il faut étudier l'un et l'autre. Aussi avons-nous pensé, qu'avant d'aborder la partie médico-légale de cette étude, il était nécessaire d'indiquer brièvement ces pratiques bizarres, où se mêlaient l'empirisme et la magie.

Le « Grand Siècle », s'il est celui de l'émancipation de l'esprit, est aussi celui de la plus coupable sorcellerie. Les empoisonneurs eux-mêmes, quelque savants qu'ils fussent (et nous verrons au chapitre suivant qu'ils étaient bien les dignes successeurs des alchimistes), avaient toujours recours aux pratiques démoniaques pour assurer le succès de leur entreprise.

C'est ainsi qu'il était d'usage de faire « brûler le fagot » pour faire mourir le monde : invocations sataniques, paroles sacrilèges, rien n'y manquait (1). Cette cérémonie n'étant qu'un faible maléfice, les conjurés en assuraient le succès en administrant à leur victime un poison quelconque ; mais ce dernier était généralement béni, car les criminels voulaient toujours se mettre en règle avec leur conscience ; aussi des prêtres complices, comme l'abbé Guibourg, l'abbé Mariette disaient spécialement une messe au cours de laquelle on faisait passer « les poudres sous le calice ». On retrouve fréquemment cette pratique en parcourant les dossiers des accusés. Avec la drogue ainsi consacrée, on obtenait une action certaine ; mais ce n'est pas Dieu

----

(1) Quoique ceci ne soit pas de notre sujet, nous croyons intéressant de citer ces lignes du curé Thiers (traité des superstitions) : « Les uns achètent un fagot, mettent de l'encens dedans avec de l'alun-blanc, et après y avoir mis le feu, ils disent : « Fagot, je te brûle, c'est le corps, l'âme, le sang, « l'entendement, le mouvement, l'esprit de N... qu'il ne puisse demeurer « en repos jusqu'à la moelle de ses os, par la terre, par le ciel, par l'arc-en- « ciel, par les douze lignes, par Mars, par Mercure, etc. Au nom de tous « les diables, va fagot, va procéder et brûler le corps, l'âme, le sang, l'en- « tendement, le mouvement, l'esprit, de N... qu'il ne puisse rester en place, « ni parler à personne, ni reposer, ni monter à cheval, ni rivière passer, ni « boire, ni manger, jusqu'à ce qu'il soit venu accomplir mon désir et ma « volonté. Quanto, quio, garoco. » Tandis que le fagot brûle, avant que la hart soit rompue, ils versent trois fois dessus du vin et du sel ensemble et disent : « Ourne, tourne » (*in Ravaisson*).

qu'on invoquait, c'est Satan ; aussi la messe était-elle
dite à rebours, en commençant par l'évangile de saint
Jean, puis on priait le démon de vouloir bien prendre
« le poison sous sa protection ». D'ailleurs ces criminels étaient des fervents catholiques, et il serait très
intéressant de montrer comment une créature aussi
vile que la Voisin restait, malgré ses crimes nombreux,
une pieuse dévote. Pour elle, la religion était celle d'un
Janus à double face. Il y avait d'une part le culte de
Dieu qu'elle ne négligeait point, puisqu'elle suivait
très scrupuleusement les règles du dogme, et de l'autre
le culte du Diable, qu'on invoquait spécialement pour
ces cas particuliers, sans que d'ailleurs Dieu puisse
aucunement s'en offenser.

C'est également pendant ces sacrifices que se pratiquait la cérémonie bien connue de l'envoûtement (1).

Ces messes noires ne servaient pas seulement de pré-
paratifs indispensables aux empoisonnements. Il y avait
aussi ce que nous pouvons appeler la messe d'amour,
où l'on sacrifiait moins à Dieu qu'à Vénus. Là se pratiquaient de monstrueuses et bien inutiles profanations.
Presque toutes les empoisonneuses de l'époque ont pris
part à ces cérémonies ; il ne suffisait pas en effet de
s'être débarrassé d'un rival gênant, il fallait conquérir

---

(1) Voir les conférences de M. Jules Bois à la Bodinière, où, avec l'aide de
M<sup>lle</sup> Verteuil de l'Odéon, il reconstitua différentes scènes d'envoûtement de
haine et d'envoûtement d'amour. Il invoque pour expliquer la réussite de ces
sortilèges (?) les phénomènes de télépathie (V. les expériences du colonel de
Rochar sur l'extériorisation de la sensibilité).

les faveurs de celui pour qui on avait commis le crime, le plus souvent à son insu.

Voici comment on procédait : la femme se couchait, sans vêtements, sur une table ; un prêtre, vêtu de ses habits sacerdotaux, lui posait un calice sur le ventre puis commençait la messe. La pythonesse, complice, faisait les répons. « Les personnes qui avaient assisté à ces messes, disaient que celles sur le ventre desquelles les messes avaient été dites, étaient toutes nues, sans chemise, sur une table d'autel, et qu'ayant les bras étendus, elles tenaient chacune un cierge allumé pendant tout le temps des messes » (Interrogatoire de Guibourg, 16 juillet 1680, à Vincennes). La messe ne se passait pas toujours sans incidents, la plupart obscènes ; c'est ainsi qu'au cours de ces étranges cérémonies une fille fut « connue charnellement »(Déclaration de la fille Voisin).

Ce serait ici une digression hors de propos, que de raconter par le détail ces pratiques sortilèges connues de tous ; d'ailleurs les documents sont contradictoires, qui permettent à l'historien d'accepter ces sortes de légendes. La plupart des auteurs qui se sont occupés de la psychologie du xvII siècle ont traité cette question (voir Legué, *loco citato* ; Clément, *Police sous Louis XIV*, etc). Rappelons cependant que la Montespan, bien qu'en aient dit Colbert et Duplessis, eut probablement recours à ces procédés bizarres pour se concilier les faveurs royales. L'abbé Guibourg fut accusé d'avoir, au cours d'une cérémonie faite en présence de la Montespan, égorgé un enfant (cf. à ce sujet les études de J.-K. Huysmans).

Signalons enfin les prières et conjurations, faites pour retrouver des trésors cachés (déjà à cette époque existait le vol au trésor, qui peut-être venait d'Espagne, comme aujourd'hui), ou pour demander à Dieu ou au diable la réalisation de projets fantastiques, comme il en pouvait germer dans des esprits aussi superstitieux et criminels.

Les sorcières, démoniaques, pythonesses, voyantes, etc..., ne se contentaient pas seulement de procurer à leur cliente le poison et l'amour, et d'intercéder pour elle auprès du ciel; elles se chargeaient aussi de ranimer l'ardeur affaiblie d'un amant, et c'est ce qui explique la présence chez elles de la poudre de cantharides. Il est certain que cette substance était bien considérée comme un bon poison, mais d'après les déclarations des accusés, c'était également un aphrodisiaque très répandu, qui pourtant ne laissait pas que de désenchanter l'amoureuse qui en usait. Plusieurs se plaignaient en effet de l'inefficacité de ce traitement.

Mais c'est surtout l'avortement que pratiquaient les empoisonneuses. L'une d'elles, la Lepère, qui du reste fut suppliciée, en a fait, paraît-il, plus de dix mille. Le procédé employé était celui-ci : « Ce secret s'exécutait par le moyen d'une petite seringue au bout de laquelle il y avait un fer creux fort délié, et au bout duquel était un bouton avec plusieurs trous ; et mettait la Lepère de l'eau dans la seringue, après l'avoir fait tiédir au feu, et dans l'eau une matière blanche » (Interrogatoire de question de la Voisin, 19 septembre 1680). L'avorteuse connaissait donc le procédé du décollement de

l'œuf, après la perforation des membranes. Cette matière blanche, dont parle la Voisin, ne paraît pas être
d'une bien grande importance, c'est l'injection intra-
utérine qui agissait surtout. Cependant la technique
même de l'injection est mal expliquée par la Voisin ; on
ne comprend guère comment pour faire pénétrer le
bec de la seringue dans la cavité utérine, l'avorteuse y
avait ajouté un « *bouton* » ; l'extrémité de l'instrument
devait être effilé et non boutonné.

Bien entendu, à côté de ce moyen sûr, il en existait
d'autres très infidèles : des substances plus ou moins
abortives furent retrouvées au cours des perquisitions (1). C'est ainsi que la sabine paraissait fort employée pour faire avorter les filles enceintes (Inter. de
la Bosse, 12 mars 1679, à Vincennes) ; mais une avorteuse de profession, comme la Lepère, savait le peu de
crédit qu'elle devait lui accorder ; elle préférait de
beaucoup, et pour cause, l'injection. Du reste, malgré
la science consommée des matrones, l'opération n'était
pas toujours sans danger pour la patiente : témoin
plusieurs cas de mort que nous avons pu relever, et qui
montrent bien que l'ingestion de ces drogues toxiques
fut parfois fatale. A ce titre, ces cas nous intéressent,
car ce sont là des empoisonnements involontaires, il
est vrai, — mieux, — par imprudence ; mais ils n'en
restent pas moins des empoisonnements.

Ainsi, d'une part, les professionnels qui fabriquent

_______________

(1) Voir pièce justificative n° VI (inventaire de drogues chez une
avorteuse célèbre).

le poison, le procurent, le font bénir, ensorcèlent les victimes par divers maléfices — plus ou moins innocents — mais dont l'intention n'en reste pas moins criminelle ; qui pratiquent l'avortement et l'infanticide, et en font un métier (1) ; d'autre part, leurs clients et clientes, venus soit de la bourgeoisie, soit du Parlement, soit de Versailles, et qui avaient à leur service des empoisonneurs salariés, confidents de leurs secrets désirs et de leurs projets homicides : tels sont les acteurs de cet extraordinaire drame qui pendant quatre ans se joua dans l'ombre, à la ville comme à la cour, et dont le dénouement devait s'achever devant les membres de la Chambre ardente, ou, en public, sur la place de Grève.

Les premiers de ces acteurs, les professionnels, formaient pour ainsi dire une vaste association, une véritable bande noire d'assassins à gages ; elle comprenait surtout certaines femmes du peuple, matrones ou sorcières, de rares nobles, comme Bachimont ou Vanens, et des membres du clergé : Huysmans, qui a fait de très belles études de cette époque, prétend que ceux-ci étaient de faux-prêtres ; il faut bien reconnaître, en toute justice, lorsqu'on lit les dossiers de la procédure introduite contre eux, qu'ils étaient ordonnés et pourvus

---

(1) L'avortement était un crime si répandu, qu'à l'examen des sages-femmes, celles-ci faisaient serment de n'en jamais pratiquer ; cette profession de sage-femme était d'ailleurs très décriée, car le public savait trop bien à quoi s'en tenir sur le genre d'opération qu'elles pratiquaient ; le métier était d'ailleurs peu lucratif ; aussi la plupart se mêlaient d'empoisonnement.

d'une charge ecclésiastique (voir *les papiers de la Bastille à la Préfecture de police*). Leur crime était donc
plus grand encore, puisqu'ils abusaient de leur caractère, et de leur autorité sacerdotale pour encourager et
pratiquer l'empoisonnement.

L'association était nombreuse et prospère ; c'est
que les services que ses membres rendaient aux particuliers étaient fort bien rétribués. La Voisin a gagné
plus de 100,000 francs en exerçant son peu honorable
métier. La Montespan lui a payé cinquante louis d'or un
philtre d'amour qu'elle destinait au roy (interrogatoire
de la fille Voisin, 28 mars 1680 à Vincennes). La présidente Leféron lui a donné trente pistoles d'une fiole
d'eau de pavots « que la Voisin dit lui avoir coûté deux
sols » (interrogatoire de la présidente Leféron, 16 avril
1679). La même lui avait acheté pour cent louis d'or de
poudre de diamant, qu'elle avait fait avaler à son mari,
sans grand succès, du reste. Une autre empoisonneuse,
la Bosse, a gagné 10,000 livres dans une seule année.
La « poudre de succession », était donc d'un prix élevé ;
mais nous verrons, au chapitre suivant, qu'elle n'était
pas trop chère payée par les clients qui voulaient essayer
sur leurs ennemis ses bienfaisants effets.

Si nous nous sommes longuement étendu sur cette
partie un peu spéciale, et qui ne rentre pas absolument
dans le caractère scientifique d'une thèse médicale ; si
nous avons voulu esquisser dans ce chapitre un essai
psychologique sur les mœurs du temps et l'état des
esprits pendant cette affaire des poisons, c'est que nous
avons jugé qu'il était indispensable de bien s'en péné-

trer, avant d'aborder la partie médico-légale de notre travail.

Comme tout événement historique, l'affaire des poisons a une philosophie et une morale particulières ; elle a été pour ainsi dire la conséquence nécessaire de « l'état d'âme » de l'époque ; elle a eu pour genèse, une évolution logique causée par la marche des événements, elle est comme le couronnement d'un monument de vices et de crimes qui s'échafaudait lentement depuis le commencement du siècle.

# CHAPITRE II

## Les poisons du XVII<sup>e</sup> siècle.

On lit généralement, dans les divers ouvrages qui traitent de l'historique des empoisonnements, que les criminels du XVII° siècle n'avaient à leur disposition qu'un nombre très restreint de substances toxiques ; parmi celles-ci l'arsenic, l'opium, les cantharides sont, d'après eux, les seules employées, ou peu s'en faut. Certes, ces trois poisons tiennent évidemment la première place dans les statistiques officielles, et il est juste de leur attribuer la plupart des cas d'empoisonnements relevés jusqu'au commencement de notre siècle. Mais il n'en faut pas conclure que ce soient là les seuls poisons en usage à l'époque qui nous occupe ; c'étaient certainement les plus fidèles, mais à côté d'eux, combien d'autres, plus ou moins sûrs, quelques-uns même reconnus aujourd'hui inoffensifs, dont l'emploi était jadis très fréquent. Pour rapporter exactement toutes ces substances, pour en estimer la valeur toxicologique, il faut se référer aux documents mêmes que nous a laissés la justice ; il faut relever dans les interrogatoires des accusés, dans leurs confrontations, dans

Nass. 3

les perquisitions et les inventaires faits à leurs domi-
ciles, dans les aveux que leur arrachait la question (1),
tout ce qui a trait au côté technique et scientifique de
l'affaire des poisons. C'est ainsi que nous avons pu retrouver la recette d'un grand nombre de procédés, qui
sont d'ailleurs extrêmement intéressants, car ils montrent d'une part l'ingéniosité des criminels, obligés de
se plier aux circonstances, et de l'autre l'état de la chimie et de la toxicologie au xviie siècle.

Pour mettre un peu d'ordre dans cette énumération,
nous avons divisé ce chapitre en six paragraphes :
nous verrons d'abord les poisons minéraux ou chimiques, puis les poisons d'origine végétale, puis animale ;
nous consacrerons un paragraphe spécial à ceux que
nous pouvons appeler les « pseudo-poisons », et qui
servaient plus la cause de la sorcellerie que celle du
crime. Enfin nous terminerons ce chapitre par des considérations générales sur le commerce des poisons.

---

(1) Ces documents ont pour la plupart été colligés par M. Ravaisson, qui
les a publiés en 1870, sous le nom d'Archives de la Bastille, tomes IV, V,
VI et VII. Mais les expertises et les rapports sont restés inédits. Nous en
avons recueilli quelques-uns, que nous publions à la fin du volume, comme
pièces justificatives.

§ I.

## Poisons minéraux.



L'ARSENIC, EAUX ET POUDRES, VÊTEMENTS EMPOISONNÉS, LE SECRET
DU CRAPAUD, LE RÉALGAR, L'ORPIMENT, LE SUBLIMÉ, LES ACIDES


L'arsenic est resté jusqu'à la découverte de l'appareil de Marsh, au commencement de ce siècle, le roi
des poisons ; c'est l'arme de choix des criminels, et l'on
comprend très bien cette préférence, si l'on veut bien
se rappeler que les procédés de recherche « post mortem » n'existaient pas, que les lésions de l'intoxication
arsénicale aiguë ou chronique sont en somme peu marquées, et qu'au XVII° siècle, elles étaient presque totalement inconnues ; enfin, comme l'arsenic peut être
avalé sans laisser dans la bouche aucun goût suspect,
que les épiciers le vendaient à tout venant sous le nom
de mort-aux-rats, cette « drogue » était de beaucoup
supérieure à toutes celles que l'on pouvait alors employer.

Aussi est-ce sous des formes multiples qu'il était
inconsciemment absorbé par les victimes ; les criminels, le plus souvent, le mélangeaient aux aliments,
soit qu'il fût pulvérisé, soit sous la forme liquide ; ils
n'ignoraient pas d'ailleurs que les effets de la « poudre »

étaient bien moins violents que ceux de l'eau, c'est-à-
dire d'une solution concentrée d'acide arsénieux. Cette
solution se mêle très facilement au vin ou à l'eau qu'elle
n'altère en aucune façon (1).

Il faut aussi signaler ici les tentatives d'empoisonnement chronique par l'arsenic. On sait combien il est
facile à pratiquer par le criminel et combien difficile à
dépister par le médecin ; de plus il présente un avantage précieux pour l'assassin, la mort est retardée à
volonté, et elle parait être l'issue fatale d'une maladie
naturelle, que rien n'a pu guérir. On conçoit qu'au
XVIIe siècle, où les connaissances chimiques étaient très
restreintes, ce mode d'attentat devait être d'une grande
efficacité et d'un emploi répandu.

Nous en avons trouvé un exemple très net. Lorsque
la Brinvilliers avoua la longue série de ses crimes,
elle déclara *avoir souvent* tenté de faire disparaître son
mari, mais que, prise de remords, elle n'achevait pas
son œuvre. Le marquis fut donc victime d'une intoxi-

---

(1) « Le poison fut fait par la Voisin, qui fit une tisane dont elle goûta,
après qu'elle fût faite en sa présence, en disant : « On ne dirait pas au moins
que j'empoisonne personne », et en voulut faire goûter à lui qui n'en voulut
point et après ça, la Voisin ayant mis dans la tisane des poudres qu'elle tira
de trois petits paquets, disant que c'était du cristal pour faire uriner. (Interrogatoire de Lesage, 1er juin 1680 à Vincennes). La Leroux lui donna (il
s'agit de la présidente Leféron) une petite fiole d'eau claire qu'elle lui dit
être composée et y avoir de l'arsenic ou du sublimé distillé, ne peut pas bien
dire lequel des deux elle lui nomma..... qu'il fallait mettre de cette eau
dans le bouillon de son mari, qu'il ne vivrait pas longtemps après en avoir
bu. » (Interrogatoire de la Voisin.) Il s'agit évidemment de l'arsenic, car le
sublimé versé dans le potage eut rendu celui-ci impossible à manger, en raison
de sa saveur caustique.

cation chronique; du reste, il fut atteint d'une névrite due à l'intoxication arsénicale et qui disparut quelques temps après. Cette paralysie ne pouvait survenir qu'à la suite d'un empoisonnement chronique. Voici d'ailleurs ce que l'accusée déclara à son confesseur Pirot : « Elle donna du poison à son mari, et très légèrement, et de telle manière qu'elle nous a dit, que cela était tombé sur les jambes, dont il a été guéri comme d'une fluxion sur les jambes, par Baurin, apothicaire; et ce poison était de l'arsenic, dont elle lui a donné gros comme un petit bouton, et elle nous a remarqué qu'il n'en fallait pas donner trop à la fois, afin qu'on ne s'aperçût pas que cela fit de l'effet, et que cela fût trop précipité » (Manuscrit Pirot).

Ainsi donc, ce procédé de la solution arsenicale était commode, efficace, partant très employé, mais il pouvait peut-être éveiller la défiance chez des gens qu'effrayaient déjà les étranges rumeurs d'empoisonnement, et qui savaient enviée leur place de courtisan ou de mari. Ceux-ci pouvaient parfaitement, s'ils avaient quelques présomptions, prier les personnes suspectes de boire devant eux le liquide empoisonné. Aussi fallait-il avoir recours à des moyens plus ingénieux, qui ne fussent pas susceptibles d'éveiller les soupçons; on va voir que les empoisonneurs savaient se plier aux circonstances.

C'est alors qu'ils employèrent le procédé de la chemise empoisonnée; on sait que l'arsenic appliqué sur l'épiderme produit après un contact prolongé des éruptions diverses, allant depuis l'érythème jusqu'à l'ulcération ; lorsque celle-ci est produite, la substance toxique est très facilement absorbée par la peau dénudée, en même temps que se produisent de vastes pertes de substances, très profondes. C'est cette propriété qui fut mise à profit. La cliente apportait à sa complice un linge quelconque appartenant à la future victime : un drap ou mieux une chemise ; celle-ci lui était ensuite rendue toute préparée. C'est ainsi que fut fait l'empoisonnement de M. de Poulaillon, maître des eaux et forêts de Champagne. Sa femme, Marguerite de Jehan, employa une quantité extraordinaire de stratagèmes pour se débarrasser de lui. Le procédé de la chemise réussit enfin.

La Poulaillon apporta à la Bosse une chemise de son mari avec de l'arsenic « gros comme un œuf ». Celle-ci après l'avoir blanchie, en trempa le pan dans une solution arsenicale très toxique, de telle sorte que : « la chemise empoisonnée n'avait rien d'extraordinaire sinon qu'elle était un peu plus rousse et comme mal blanchie, et plus ferme qu'à l'ordinaire, ce qui était difficile d'être remarqué à moins d'être prévenu, et la lui faisant voir, elle dit qu'il n'y avait que le bas de la chemise qui fût préparé, et qu'elle n'avait rien fait au corps de la chemise, et que l'effet que la chemise devait produire était de causer une grande inflammatoin et grandes douleurs au derrière et aux parties voisines de M. de Poulaillon, et que quand on viendrait le visiter on n'y reconnaîtrait rien ». (Interrogatoire de la Poulaillon, février 1679, à Vincennes). Dans une confrontation entre les deux complices, la Bosse reconnaît

que le linge fut bien empoisonné, avec de l'arsenic et
« non du sublimé, car elle n'en avait pas ». Le vêtement
ainsi intoxiqué provoquait donc chez la victime de
graves désordres sur l'épiderme de ses organes génitaux, lésions que les médecins de l'époque attribuaient
à la syphilis ; le mari, gravement malade, s'alitait :
l'homme de l'art faisait son diagnostic ; la femme achevait celui-ci en lui administrant de nouvelles drogues
et son mari mourait, alors que l'entourage de la veuve
lui prodiguait d'unanimes consolations, évoquait à ses
yeux les souvenirs des débauches de son mari, qui
l'avaient conduit à la mort.

Ce fait est d'ailleurs confirmé par une déclaration
de la Girault en date du 16 mai 1679, à Vincennes, où
elle dit en parlant de la chemise empoisonnée : « La
Poulaillon s'écria : « Voilà de quoi nous défaire de notre
« homme. » La chemise empoisonnée devait causer l'inflammation aux bourses, et la Poulaillon devait achever
son mari avec un lavement où elle mettrait de la
poudre ».

Nous avons tenté de reproduire expérimentalement
ces lésions sur un cobaye, sans obtenir cependant de
résultat positif. Après avoir soigneusement rasé une
partie de la région lombaire gauche et ainsi mis la peau
à nu sur une étendue de quelques centimètres carrés
(un peu plus d'une pièce de 5 fr. environ), nous avons
doucement frictionné cette région avec une pommade
au 1/10 d'acide arsenieux ; puis à plusieurs reprises,
dans la journée, il fut fait de nouvelles onctions avec
cette pommade. L'animal présenta, quelques heures

après, de la prostration, l'œil était terne, le museau et
les lèvres décolorées, bientôt il refusa de manger et
prit un aspect cholériforme; il mourut au bout de
48 heures. Cependant la peau était restée absolument
intacte, il n'y avait ni ulcération, ni érythème; l'absorption de l'arsenic s'était donc faite par les lympha-
tiques de la peau, sans l'endommager d'aucune sorte.
A l'autopsie, on trouva une dégénérescence graisseuse
des viscères, lésion banale de l'intoxication arsenicale.

Nous n'avons donc pas obtenu ces pseudochancres
syphiliques, que provoquait chez les victimes de la
Bosse le port d'une chemise intoxiquée. Il est vrai de
dire que nous n'avons pu reconstituer exactement
l'empoisonnement, tel qu'il se pratiquait alors; qu'était-
ce que cette solution arsenicale dont parlent les accusés? L'acide arsénieux est très peu soluble et la liqueur
n'eût pas été assez concentrée pour produire des lésions
cutanées. Nous croyons que l'on employait plutôt un
*savon* arsenical, analogue à celui dont se servent les na-
turalistes pour empêcher la putréfaction des cadavres.

En outre, il faut bien remarquer que l'on employait
une chemise, c'est-à-dire un vêtement qui frotte continuellement sur une peau en général très sensible; il
est probable que les frottements de la toile ainsi préparée devait produire à la longue une irritation de l'épiderme et ensuite les lésions pseudo-syphiliques (?).

Mais le « truc » de la chemise fut vite éventé (1); aussi

_______________

(1) Ce procédé causa la mort de bien des gens, à en croire les récits con-

les gens méfiants et soupçonneux à bon droit exami-
nèrent leur linge avant de s'en servir et nous avons vu
plus haut que, malgré la science consommée des matrones, on aurait pu facilement découvrir la superche-
rie. Aussi le linge fut enfermé dans des armoires se-
crètes par de fidèles valets, et à l'abri d'investigations
étrangères. C'est alors que, faute de chemise, on se servit
de chaussures. Dans un procès-verbal de question, la
Bosse avoua avoir trempé un chausson dans une solution
d'arsenic et de savon noir, et la Chéron avoua plus tard
que par ce moyen on rendait la personne malade pendant trois ou quatre jours ; il est certain que ce procédé
était bien inférieur au précédent : d'abord la chaussure
n'est pas en contact direct avec la peau du patient, et ensuite la surface d'absorption du poison est très restreinte.
Mais nous avons vu que les empoisonneurs cherchaient
à faire s'aliter leurs victimes, qu'ensuite ils les ache-
vaient en leur faisant prendre sous couleur de médicament des substances toxiques.

Les criminels donc n'étaient guère embarrassés
pour trouver une forme sous laquelle l'arsenic pût être
introduit dans l'organisme. La Poulaillon après avoir
fait porter à son mari une chemise empoisonnée qui
devait déterminer sur lui des lésions pseudo-syphiliti-
ques, se réservait de l'achever en lui faisant prendre un

---

temporains. Le duc de Savoie fut, entre tous, un de ceux qui en furent victimes. Sa mort survenue dans d'étranges circonstances, fut un des derniers
épisodes de l'« affaire des Poisons ». Louis XIV effrayé, ne voulut pas éclaircir ce mystère. La Chambre ardente ne poursuivit pas ceux qu'accusait déjà
l'opinion publique.

lavement toxique. Ce fut en effet un véhicule commun du poison. Le lavement était très en honneur sous Louis XIV, et c'est à juste titre que Molière a ridiculisé cette mode : un chanoine de Troyes ne prit-il pas 2,190 clystères en deux ans (Colson, *Thèse*, Paris 1867). Or, les clystères étaient fréquemment empoisonnés, le plus souvent avec de l'arsenic, parfois avec d'autres substances. Cependant en raison même du procédé, on pouvait introduire dans le liquide des drogues que le patient n'aurait pas pu absorber par la bouche, à cause de leur mauvais goût, ou de leur acidité ; nous verrons en étudiant les acides minéraux qu'un nommé Brunet mourut pour avoir pris sans méfiance un lavement d'eau forte. En tout cas le procédé est curieux et méritait d'être rapporté, car il montre bien la perspicacité des empoisonneuses, qui, craignant d'éveiller des soupçons en mélant aux aliments un poison quelconque, le faisaient prendre au patient sous forme d'un innocent clystère.

Il reste enfin un dernier procédé dans lequel l'arsenic paraît avoir joué un certain rôle, bien que les témoignages soient à ce sujet contradictoires. Il s'agit d'un poison complexe, dans la composition duquel entraient des substances minérales et organiques. Le principe en est le suivant :

Lorsqu'on empoisonne un animal par une substance quelconque (arsenic, sublimé, vert de gris, etc.) et que l'on recueille ensuite les liquides qui s'écoulent de son cadavre en putréfaction, ceux-ci renferment un poison très violent et sont beaucoup plus toxiques que ne l'était la matière première, cause de la mort (Chapuis). Ces liquides contiennent en effet le poison primitif, modifié profondément par son passage dans le milieu vivant. Il s'est formé une combinaison de la substance minérale et du corps organique, combinaison qu'aujourd'hui on appelle une amine, depuis la découverte de Selmi, en 1872.

Les alcaloïdes qui prennent naissance dans ce milieu organique sont, d'après le Dr Armand Gautier, les ptomaïnes lorsqu'ils proviennent de la putréfaction des cadavres (comme c'est ici le cas), les leucomaïnes quand ils sont dûs aux fermentations normales ou anormales — fermentations caractéristiques de la fonction vitale, — enfin les toxines élaborées par des microbes pathogènes (1). Ces alcaloïdes se combinent donc étroitement avec les métaux ou métalloïdes accidentellement introduits dans l'organisme, donnent ainsi des composés stables, excessivement toxiques.

Voilà un moyen très simple d'exalter la virulence d'un poison. Son passage à travers un corps organique le dotera d'un pouvoir toxique plus grand, de même que l'on obtient l'exaltation du virus rabique, par exemple, en l'inoculant au lapin ; on a ainsi « une gamme de virulences progressives ».

Cette propriété des amines était connue depuis longtemps. Déjà au XVI° siècle, les Borgia utilisaient cette donnée empirique : ils ouvraient le ventre d'un

_______________

(1) CHAPUIS. Précis de toxicologie. Les ptomaïnes.

porc, le saupoudraient d'arsenic, laissaient se produire la putréfaction, puis recueillaient les liquides qui s'écoulaient de la masse. « Ceux-ci avaient des propriétés toxiques beaucoup plus violentes qu'une simple dissolution d'acide arsénieux » (Chapuis).

Nous allons trouver au XVII° siècle l'application de ces principes, il est bien évident que le poison initial qui agira sur l'animal, n'a qu'un rôle secondaire, qu'il s'agisse d'arsenic, de sublimé ou de toute autre substance minérale. Notons cependant que l'arsenic était toujours préféré.

Voici comment Belot, garde du corps du roi, de la compagnie de M. de Noailles, usa du « crapaud »; il fit des aveux complets, lorsqu'on le soumit à la question. Ce Belot était un des plus grands coupables de l'affaire des poisons, il était d'ailleurs affilié à la bande noire qui avait la Voisin à sa tête. A la suite de son procès, Belot fut condamné à la roue, après avoir préalablement été étranglé. Voici son procès-verbal de question, dans lequel il livre son secret : « Qui lui a appris le secret d'empoisonner les tasses, écuelles et autres vaisseaux d'argent? »

— Qu'on lui fasse miséricorde et il va dire la vérité ; et, il y a quatre ou cinq ans, lorsqu'on parlait de l'affaire de la Brinvilliers, et depuis s'est souvenu qu'il n'y a pas plus de trois ans, que s'entretenant avec Moron, lieutenant dans le régiment du Lyonnais, Moron lui dit en ces termes: « Ils sont bien empêchés pour empoison-
« ner, il n'y a qu'à prendre un crapaud, le fouetter et lui
« faire prendre et avaler de l'arsenic et ensuite le faire

« crever dans la tasse ou autre vaisseau d'argent qu'on
« veut empoisonner. »

— S'il n'en a pas fait des expériences plusieurs fois ?

— Non, quoique la Bosse lui eût proposé de lui donner quatre pistoles pour empoisonner un homme dont
elle ne lui dit ni le nom ni la demeure.

— S'il sait quel est le contre-poison ?

— Non.

— S'il ne faut pas que le crapaud soit en vie pour
empoisonner ?

— Moron lui a dit qu'il fallait que le crapaud fût en
vie parce que c'est le pissat du crapaud qui fait le venin.

— Quelles autres drogues il faut mêler avec le crapaud ?

— C'est de l'arsenic et rien autre chose et l'employer
de la manière qu'il a été dit ci-dessus. . . . . . .

. . . . . . . . . . . . . . . . . . . . . . . . .

— Lorsque la Chéron et lui furent empoisonnés par
la Montigny, s'ils ne prirent pas du contre-poison, et
quel fut-il ?

— Ils prirent de l'orviétan qui était sur la cheminée
de la Chéron » (v. plus loin, 10 juin 1679).

Au cinquième coin de la question, Belot déclara avoir
expérimenté son procédé sur différentes victimes.

La Bosse, sa complice, avait vu la préparation étrange
de Belot ; au magistrat qui l'interrogeait à ce sujet, elle
répondit : « On mit dans la tasse quelque chose en morceaux, » mais l'opération ne réussit pas, « parce que le
crapaud avait pissé un peu auparavant et qu'il était mort,
et les médecins et chirurgiens peuvent dire que lorsque

le crapaud a pissé, il a jeté tout son venin, et qu'étant mort on n'en peut rien faire » (interrogatoire de la Bosse 5 janvier 1679 à Vincennes).

Ces déclarations des deux accusés nécessitent des explications ; il faut se rappeler que leur but était d'empoisonner une tasse ou quelque autre vaisseau d'argent, du moins d'après leurs aveux. Or, il est inadmissible de supposer que par ce procédé enfantin on pouvait faire subir au métal une altération si profonde et si toxique que « tous ceux qui y boiraient en crèveraient », comme dit Belot ; il est plus rationnel de penser que ce but était atteint, parce qu'on laissait au fond de la tasse soit un peu de liquide, soit un peu de poudre provenant de l'animal empoisonné. M. Funck-Brentano, dans un article remarquable sur la mort de Madame (*Revue encyclopédique*, 25 septembre 1897), dit bien également, avec M. le P<sup>r</sup> Brouardel, que ce procédé de la tasse est puéril ; il n'a aucune valeur scientifique. Belot avoua lui-même plus tard qu'il n'employait les vaisseaux d'argent que pour les garder. Mais nous croyons cependant qu'il y avait, au fond de cette bizarre préparation, quelque projet vraiment criminel ; et que si le contenant n'était pas empoisonné, le contenu pouvait du moins constituer un des plus violents poisons dont Belot eût pu se servir. Ceci, nous le basons, non pas sur une seule donnée: l'interrogatoire de Belot ; mais sur d'autres déclarations qui concordent absolument.

Et d'abord, que faut-il croire de l'opinion de Belot et la Bosse sur l'urine du crapaud ? Celle-ci est-elle toxique naturellement? Oui, répondait-on au XVII<sup>e</sup> siècle, ainsi que la bave de cet animal. Nous savons aujourd'hui ce qu'il faut penser de cette assertion, qui n'est plus qu'un préjugé chez des gens de la basse classe. D'autre part, l'urine du crapaud, tué très rapidement par le traumatisme et par l'arsenic, est-elle toxique? Nous ne le croyons pas; parce que, la mort du batracien survenant très rapidement, l'urine émise par l'animal au cours de cette expérience, provenait non pas du rein qui aurait filtré l'arsenic, mais de la vessie, ou mieux de la poche musculo-membraneuse où ce liquide s'accumule à la partie inférieure du cloaque; en un mot, l'urine excrétée presque immédiatement après l'ingestion de l'arsenic ne pouvait pas encore — en admettant que ce poison soit filtré par le rein — en contenir.

Il est une autre explication plus plausible, à notre sens : on sait que le crapaud, animal absolument inoffensif, possède cependant un appareil de défense constitué par toute une série de glandes à venin, disposées à la surface de la peau. Ce venin est très actif, contient de l'acide formique et une carbylamine, d'après le P<sup>r</sup> Blanchard ; en outre « desséché il garde toute son activité, contrairement à l'adage : Mortua Besta, mortum est venenum ». Si le crapaud est un animal inoffensif, c'est qu'il ne possède pas d'appareils d'inoculation.

Il est donc évident que le batracien « fouetté » par Belot, devait répandre dans la tasse une grande quantité de venin ; d'un autre côté, comme il crevait dans la tasse, et qu'on l'y laissait putréfier, les liquides que l'on en recueillait ou la poudre que l'on en retirait en faisant sécher le tout, devaient avoir une virulence extrême puisqu'ils étaient composés de venin, d'arsenic, et d'alcaloïdes de la putréfaction. Cette savante préparation qui ne laisse pas que de nous étonner aujourd'hui, constituait certainement un des procédés les plus fidèles dont aient usé les empoisonneurs du XVIIe siècle.

D'ailleurs Belot n'en avait pas seul le secret. Voici une autre recette qui confirme ses aveux : c'est celle de la Chéron, qu'elle avoua, au cours de son interrogatoire, le 8 juin 1679. « On donne des coups de pointe au crapaud, que l'on tirait cependant pour lui faire ouvrir la bouche, dans laquelle, à mesure qu'il l'ouvrait, on jetait du vert de gris dedans. » L'arsenic est donc remplacé par le cuivre, et de même que Belot, la Chéron excitait le crapaud, qui se défendait à sa manière, en vidant le contenu de ses glandes vénimeuses, dont le suc laiteux était recueilli dans la tasse ; la Bosse connaissait également ce procédé ; elle dit que « par ce moyen on obtenait un excellent poison dont on donnait 200 louis d'or. » Elle ajouta plus tard que c'était celui de la marquise de Brinvilliers (procès-verbal de la chambre ardente, 7 juin 1679.)

Il est bien difficile aujourd'hui de reconstituer ce poison, ou mieux ces poisons. Celui qui les fournissait à la Brinvilliers et à Sainte-Croix n'était autre que l'illustre Glazer. Ce chimiste, que plusieurs découvertes ont rendu célèbre (sel de Glazer), avait dans le faubourg Saint-Germain une officine où il recevait ses clients. Il fabriquait pour eux différentes drogues, et peut-être connaissait-il le secret du crapaud. « Je voudrais savoir, avoua la marquise, quelle était la composition des poisons dont je me suis servie et dont on a usé par mon ordre. Mais tout ce que j'en connais, c'est que les crapauds y entraient, et qu'il y en avait qui étaient de l'arsenic raréfié. »

Les experts eurent pourtant à examiner la recette de Glazer. Lorsque Sainte-Croix mourut et qu'on ouvrit la fameuse cassette, on trouva « une grande fiole carrée pleine d'eau claire, et une autre d'eau rousse, mais la rousse était *plus violente*. » Les chimistes furent impuissants à découvrir le secret de la recette (voir chapitre III), et nous ne pouvons aujourd'hui savoir exactement les substances qui la composaient. Tout au plus peut-on supposer qu'il y entrait de l'arsenic (1).

---

(1) M. Funck-Brentano, dans une longue étude qu'il a consacrée à la Brinvilliers, à très bien fait l'historique de ce célèbre procès qui passionna l'opinion publique, et qui devait être le prologue de l'affaire des Poisons. Il montre bien que l'illustre Glazer servait les projets de Sainte-Croix et de sa maîtresse ; c'était le fournisseur attitré, le complice occulte, que les historiens ont jusqu'ici négligé. Ce maître du grand œuvre, qu'admiraient ses compatriotes allemands, se doublait donc d'un fort habile empoisonneur.

Il eut d'autres clients plus célèbres encore que la Brinvilliers, entre autres le surintendant Foucquet. Celui-ci, à plusieurs reprises, l'envoya à Florence et lui en fit rapporter de « subtiles receptes » (confession de la Brinvilliers). Foucquet ne fut donc pas qu'un ministre concussionnaire, ce fut probablement aussi un « chevalier du poison ». Sa disgrâce éclatante, son procès, sa longue captivité à Pignerolles, la haine terrible dont le persécuta Louis XIV, ne furent peut-être que le juste châtiment d'un courtisan assassin. (Voir au sujet du procès de la Brinvilliers : *Revue hebdomadaire*, mars-avril 1897, article de Funck-Brentano. — Collection Morel de Thoizy à la Bibliothèque nationale et mss. 7610 et 14055. — Fouquier, Causes célèbres, livre 96

Ainsi donc, dans le procédé de Belot, la Bosse, et peut-être de Glazer, nous retrouvons l'application des principes que nous exposions plus haut : on exalte la virulence du poison primitif par son passage sur un animal. Ce deuxième facteur est ici le crapaud, c'est-à-dire un animal venimeux, dont le venin, actif même après la mort, vient augmenter encore le pouvoir toxique du poison ainsi préparé. Il serait d'ailleurs intéressant d'entreprendre des expériences rationnelles, basées sur ces données empiriques, et de transformer en assertions scientifiques ce qui n'est pour nous que de simples vues hypothétiques.

Voici maintenant un autre procédé qui diffère peu du précédent. Cette fois, les empoisonneurs n'utilisent plus les amines — et en particulier les arsines — ; ils ont recours aux alcaloïdes proprement dits de la putréfaction. Quoique ce procédé rentre plutôt dans la catégorie des poisons animaux, nous croyons préférable, pour éviter des redites et ne plus avoir à y revenir, de l'exposer ici.

Voici ce que déclara l'abbé Guibourg dans son interrogatoire du 7 janvier 1681, à Vincennes.

« Desquels secrets David lui a parlé pour empoissonner ?

— Elle lui dit qu'elle se servait de crapauds, mais ne lui dit point de quelle manière elle les préparait, sinon qu'après elle lui eut dit que l'on enfermait un crapaud

---

— *Gazette des tribunaux*, 2 janvier 1895 et dans la ***Revue des Deux-Mondes***, d'avril 1860, l'article de Michelet, Décadence morale au XVIIe siècle.

dans une boîte à laquelle on faisait des petits trous, et qu'on mettait dans un trou en terre sans couvrir, et les fourmis entrant dans la boîte par les trous faisaient mourir le crapaud, et le crapaud ainsi mort, et les fourmis qui en mouraient étant séchés, l'on en faisait une poudre qui était un excellent poison. » Elle tenait, paraît-il, cette recette de Brioude, le médecin de Mademoiselle.

Ce dernier secret tient du précédent puisqu'il emploie le même facteur, le crapaud. Si donc nous examinons les substances toxiques qui pouvaient entrer dans la composition de cette poudre, nous voyons qu'il devait y avoir : le venin de l'animal, en moins grande quantité peut-être — il n'a d'ailleurs qu'une importance secondaire — ; l'acide formique fabriqué par les fourmis, dont la toxicité reste à démontrer, et qui paraît également passer au second plan. Enfin il devait y avoir les ptomaïnes résultant de la putréfaction du crapaud, et c'est là le point intéressant à élucider.

Il est en effet curieux d'observer qu'au XVIIe siècle, plus de 200 ans avant les découvertes modernes, l'empirisme des criminels leur avait fait pressentir les propriétés de ces alcaloïdes encore inconnus, que nos maîtres eurent tant de peine à isoler et à décrire rationnellement.

Préparée comme nous l'avons rapporté, cette poudre est-elle vraiment un poison énergique? Il est permis d'en douter. Si en effet le procédé des arsines nous a paru pouvoir être efficace, celui qu'indiquait l'abbé Guibourg était puéril et probablement bien incertain.

La poudre de crapaud desséché contenait peut-être des ptomaïnes ; mais celles-ci n'étaient pas isolées, et leur pouvoir toxique en était très diminué, sinon complètement aboli. M. le D$^r$ Vibert nous faisait très justement remarquer à ce sujet, que souvent l'on donne à des animaux, en guise de contre-épreuve, des matières suspectes de renfermer un poison quelconque et souvent ces matières (débris de viscères, etc.) sont en pleine putréfaction. Or il arrive que, si elles ne referment pas le poison cherché (arsenic, etc.), les animaux ne paraissent nullement incommodés de la présence des ptomaïnes. C'est que celles-ci ne sont pas isolées, ces bases cadavériques existent bien en puissance mais leur pouvoir toxique est pour ainsi dire dilué dans la masse.

Une autre question se pose : cette poudre de crapaud et de fourmis devait posséder une odeur et un goût fétides. Ils ne nous paraît guère pratique de la faire absorber par quelqu'un, même mélangée à des aliments « de haut goût ». Il est vrai qu'en dernière ressource on avait le clystère.

Quoi qu'il en soit, il est permis d'être sceptique sur l'efficacité de ce mode d'empoisonnement. Une seule chose est à retenir : cette remarquable intuition qu'avaient les alchimistes des poisons actuels. Ce sont bien là les dignes précurseurs des criminels de demain, car si le passé fut le règne du phosphore et de l'arsenic, l'avenir pour les empoisonneurs est aux alcaloïdes et aux ptomaïnes.

Pour résumer tout ce qui concerne l'arsenic nous voyons qu'il était constant de le donner, soit en poudre

mélangée à des aliments (on choissait alors de préférence un salmis ou une tourte), soit en liquide que l'on
versait secrètement dans la boisson; ou bien on s'en
servait pour intoxiquer un linge quelconque, une chemise de préférence ; enfin on pouvait par de savantes
préparations empiriques, exalter sa toxicité et le combiner à des matières organiques.

A côté de l'arsenic, il faut placer ses composés sul-
fureux ; le réalgar ou sulfure rouge, et l'orpiment ou sulfure jaune. Leur emploi devait être assez répandu au
XVII⁰ siècle, si l'on en juge par les perquisitions domi-
ciliaires chez les accusés ; on en trouve chez Barenton,
un des chimistes les plus experts du temps, chez la
Trianon, chez Lesage (voir pièces justificatives. Ces
matières passaient pour plus dangereuses encore que
l'arsenic ; c'étaient des poisons « en toute leur substance ». La Voisin déclare l'orpiment « le père des
poisons ». L'orpiment était d'ailleurs dans l'antiquité le
poison arsenical favori ; l'acide arsenieux était rare et
coûtait fort cher, l'orpiment au contraire était très commun, d'un prix modique, à la portée de tous. Mais au
XVII⁰ siècle l'acide paraît être aussi employé que le sulfure car il était d'un emploi plus facile. En effet le
réalgar et l'orpiment ne sont pas solubles dans l'eau,
tout au plus pouvait-on en administrer la poudre, et de
tous les procédés d'empoisonnement, ce dernier est le
plus mauvais, surtout lorsqu'il communique aux aliments une couleur spéciale comme celle de ces deux
corps. Aussi ceux-ci devaient-ils entrer dans la fabrica-

tion de poisons très compliqués. C'est ainsi que Lesage, chargé de supprimer un conseiller d'État dit : « Qu'on lui apportât un billet signé de M. de Lategnant fils, ou de la dame sa mère, et qu'on lui apportat aussi de l'arsenic, du réalgar et du sublimé, qu'il ferait (?) le tout avec le billet et que cela ferait mourir M. Poncet. » (aveux du 1er janvier 1860 à Vincennes). Il serait vraiment bien intéressant de rechercher quelles préparations faisait Lesage, et quel résultat il obtenait en combinant ces trois matières, toxiques au plus haut degré. Cette opération fut-elle vraiment réalisée, le mélange administré ? Il nous a été impossible de le savoir. En tout cas nous rencontrons une fois de plus un exemple de l'ingéniosité des empoisonneurs qui ne se contentaient pas d'un poison simple, mais qui, à tort d'ailleurs, cherchaient toujours des mélanges complexes et savants.

Plusieurs fois, nous avons rencontré le mot sublimé, accolé à celui de l'arsenic ; d'après les déclarations des accusés il semble qu'indifféremment on ait employé l'un ou l'autre. Le sublimé était en effet avec l'arsenic un des poisons les mieux connus, des poisons minéraux bien entendu, mais il ne semble pas que son emploi ait été aussi répandu que l'arsenic ; sa saveur caustique en empêchait l'ingestion par la bouche : peut-être était-il donné le plus souvent en lavements. En tout cas il est probable qu'il fit bien moins de victimes que l'arsenic, et que comme le réalgar ou l'orpiment, c'était un poison d'exception. Mais il faut se rappeler cependant, que volontiers, on intoxiquait les victimes avec du linge trempé dans une solution arsenicale, pour simuler chez elles les lésions de la syphilis. Or, le mercure était au XVIIᵉ siècle considéré comme le remède héroïque de cette maladie. Les médecins pouvaient donc prescrire le sublimé comme agent thérapeutique d'une pseudo-syphilis, et rien n'était alors plus facile à l'entourage que de forcer la dose, et d'achever par le mercure le malade, préalablement intoxiqué par l'arsenic.

Restent enfin les acides « eau-forte, huile de vitriol » dont on faisait également grand usage, mais ils étaient spécialement l'apanage des pauvres bourses, qui n'avaient pas le moyen de payer, en belles pistoles sonnantes, les savantes préparations de la Voisin ou de Lesage. Ce n'est plus le poison de la Cour ; coupables et victimes sont des gens du peuple. C'est ainsi que nous avons pu relever l'empoisonnement d'un nommé Brunet, que la Bosse déclara avoir voulu faire mourir par un lavement acide ; mais l'opération ne réussit pas « parce qu'il n'y avait pas assez d'eau-forte » (procès-verbal de question de la Bosse). Le malheureux n'échappa d'ailleurs pas à la mort « on lui donna une eau ».

C'est probablement ainsi que la plupart du temps, on devait donner l'acide sulfurique ou nitrique ; c'est en effet la seule forme sous laquelle il puisse être introduit dans l'organisme sans éveiller les soupçons des victimes. Il est impossible d'admettre qu'on puisse faire ingérer à quelqu'un un violent acide, mélangé soit aux aliments, soit à la boisson ; d'ailleurs s'il est trop dilué, l'effet toxique et caustique disparaît. Le mari de la Brinvilliers fut victime d'un attentat de ce genre ; son laquais lui servit un liquide où il avait versé du vitriol ; naturellement le marquis n'en avala pas même une gorgée, et questionna son domestique ; celui-ci, troublé, raconta que l'on s'était trompé à l'office et jeta précipitamment au feu le contenu du verre.

Voilà un exemple qui montre combien ce procédé était infidèle ; outre qu'il n'amenait pas souvent la mort de la victime, il n'assurait pas du tout l'impunité au coupable. La mort par ingestion d'acides caustiques n'est pas instantanée et l'assassin serait arrêté avant même que le poison eût fait son œuvre.

Rien n'est plus variable d'ailleurs que les accidents dus à l'ingestion du vitriol : parfois le liquide n'a pas dépassé les voies supérieures, parfois on observe des perforations de l'estomac sans lésions étendues ou profondes de l'œsophage. Quelques cas sont même relevés où le malade croyant boire une boisson quelconque, a pris par mégarde une bouteille contenant de l'acide, et, collant sa bouche au goulot, a avalé plusieurs gorgées du liquide caustique (Vibert).

Mais, dans le cas d'empoisonnement criminel, nous pouvons dire que l'ingestion d'une boisson suffisamment acide pour être toxique, est à peu près impossible ; il est plus rationnel d'admettre que le poison s'administrait, au XVII° siècle, en lavement, comme nous en avons cité plus haut un exemple. De cette façon, ou bien la mort était très rapide lorsque le clystère contenait une forte proportion de vitriol, ou mieux, la mort arrivait lentement, avec un liquide faiblement acidulé, par un processus pathologique qui rappelait l'évolution d'une maladie naturelle : l'acide dilué attaque lentement la muqueuse intestinale, provoque des ulcérations, puis des perforations, et le malade succombe à une péritonite généralisée, qui éloigne tout soupçon d'empoisonnement.

Il est cependant une autre théorie que nous avons pu confirmer expérimentalement. C'est celle de la mort par rétrécissement de l'intestin : voici l'expérience et les résultats obtenus :

Nous avons pris un cobaye, dont, au préalable, l'intestin fut complètement vidé par plusieurs lavements tièdes ; puis nous avons fait un injection rectale (environ 20 grammes) d'une solution au 1/10 d'acide sulfurique. La canule ayant été introduite très profondément, le lavement fut gardé. L'animal ne parut pas trop souffrir ; il poussa quelques cris, puis se mit à manger comme à l'ordinaire.

Quelques heures après, nous l'avons trouvé secoué d'un assez violent frisson, pelotonné dans un coin de sa cage, l'œil terne. Il ne tarda pas à présenter les signes d'une agonie prochaine ; il mourut dans la nuit, douze heures environ après l'administration du lavement.

A l'autopsie, nous avons remarqué de prime abord une dilatation énorme de la masse intestinale, mais cette dilatation était partielle ; l'intestin grêle présentait de très grosses ampoules remplies de matières, et des points de rétrécissement. Cette série de points alternativement dilatés et rétrécis rappelait la disposition dite en chapelet de certaines ectasies. Les côlons transverse et descendant étaient presque atrophiés uniformément et d'un diamètre dix fois inférieur à celui des ampoules situées plus haut. En poussant une injection dans la lumière du conduit, en amont comme en aval, le liquide ne circulait que très difficilement, et sous une pression considérable.

A l'ouverture de l'intestin nous avons constaté un rétrécissement aigu de la muqueuse. Partout où le calibre était diminué, la muqueuse présentait de nombreux plis qui la fronçaient et oblitéraient presque entièrement sa lumière ; on ne pouvait la déplisser avec le dos du scapel.

C'étaient bien là les lésions d'une atrésie de l'intestin ; nous ne pouvons mieux les comparer qu'aux rétrécissements de l'œsophage, dûs à l'ingestion d'un liquide caustique. Il faut noter cependant que la marche en fut très rapide, puisque douze heures après le lavement acide, le tissu cicatriciel était déjà formé. En outre, ces rétrécissements, comme ceux de l'œsophage, ne siégeaient pas en des points fixes : dans ce conduit, le liquide ne fait que passer ; dans l'intestin il avait séjourné au contact de la muqueuse et produit des lésions sur la presque totalité de l'S iliaque, du côlon, et sur des points disséminés de l'intestin grêle.

Certes, la mort du cobaye fut trop rapide pour qu'on puisse l'attribuer à une obstruction due à un rétrécissement de l'intestin. De même, un individu succombant quelques heures après l'ingestion buccale de vitriol, présente déjà à l'autopsie des lésions œsophagiennes, qui cependant n'ont pas provoqué la mort. Celle-ci est due aux phénomènes nerveux ou toxiques, déterminés immédiatement par l'ingestion du liquide incriminé. Si le malade les surmonte, il est plus tard exposé à mourir d'inanition par suite des accidents secondaires qui se produiront du côté de l'œsophage. C'est exactement le même processus que nous pouvons observer dans les empoisonnements par un lavement acide. Le cobaye succomba à la suite des phénomènes toxiques, primitivement provoqués par le vitriol. En cas de survie, la lésion secondaire, c'est-à-dire le rétrécissement de la muqueuse (allant jusqu'à l'obturation totale du conduit), aurait provoqué une rétention des matières, une stercorémie et la mort rapide en quelques jours.

Enfin, pour terminer ce long paragraphe consacré aux poisons minéraux, nous mentionnerons l'antimoine, qui probablement fut également employé par les empoisonneurs du XVIIᵉ siècle. Cependant les accusés restent muets à ce sujet, et nous n'avons pas relevé dans leurs déclarations de formules antimoniales. Il convient cependant de dire que chez certains chimistes comme Bachimont, on trouve différents composés stibiés qui, peut-être, entraient dans la composition de leurs poisons. Il ne faut donc pas dire comme nous l'avons lu dans plusieurs traités, que l'antimoine et l'arsenic étaient les deux seuls poisons du XVIIᵉ siècle. En somme, l'arsenic était d'un usage constant, et nous avons relaté les différents procédés qui se partageaient la faveur des criminels. Les autres substances, sublimé, acide, etc..., sont au deuxième plan.

Tout au moins, d'après les interrogatoires, les dé-

clarations, les confrontations, les expertises de drogues
trouvées chez les accusés, peut-on conclure ainsi.
Cependant il y eut quelques savants chimistes, comme
l'illustre Glazer, comme le comte de Bachimont ou le
chevalier de Vanens, qui avaient en chimie des connaissances plus étendues que les matrones empoisonneuses
ou avorteuses. On trouvera dans la pièce justificative
n° 9, la longue énumération des substances trouvées
chez Bachimont, et dont lui seul était peut-être à même
de connaître les propriétés toxiques. Son laboratoire
était des mieux outillés, et l'on peut penser que ce
n'était pas seulement à la recherche de la pierre philosophale qu'il devait se consacrer. Nous verrons au
paragraphe suivant qu'il était aussi expert dans l'art
de la distillation des herbes.

On peut donc dire, en mettant à part ces deux seigneurs, dignes successeurs de Nicolas Flamel, que les
alchimistes du XVII° siècle n'avaient à leur disposition
que des procédés d'une efficacité parfois douteuse,
quand on lit les nombreuses tentatives exercées vaine-
ment contre une même personne ; mais l'impunité leur
était assurée par l'ignorance des médecins et les
superstitions des victimes.

Nous allons voir, qu'en botanique, si les substances
toxiques qu'ils employaient étaient fort nombreuses, ils
n'étaient, sauf de rares exceptions, guère experts dans
les manipulations souvent étranges qu'ils leur faisaient
subir.

### Les poisons végétaux.

Les poisons végétaux méritent une étude spéciale. L'imagination populaire a souvent attribué des effets extraordinaires à des plantes bien inoffensives; d'autre part, certaines drogues, telles que l'opium, ont une importance capitale en toxicologie. Aussi les matrones du XVIIe siècle et même les alchimistes, portaient tous leurs efforts à découvrir et à cultiver des plantes vénéneuses dont l'effet fût rapide, sûr et discret.

Nous verrons au chapitre suivant que si les médecins pouvaient parfois reconnaître les substances minérales: arsenic, sublimé, orpiment, leurs connaissances botaniques ne leur permettaient pas de préciser la nature, ni surtout la valeur toxique des feuilles ou des racines qu'on leur présentait.

Les empoisonneurs savaient l'ignorance des experts, aussi la liste est-elle longue de toutes les plantes qu'ils cultivaient pour en recueillir le suc ou pour en extraire le principe. Nous ne citerons que les principales, résultant des déclarations que les accusés ont bien voulu faire à la question. Nous verrons qu'à côté des drogues vraiment dangereuses, combien d'autres inoffensives passaient pour mortelles dans l'esprit des coupables, des médecins et des juges.

*Les somnifères : opium, mandragore, ivraie. — La ciguë. — Les drastiques. — Les poisons des Iles. — La distillation des herbes.*

Si l'arsenic était au xvii° siècle, le roi des poisons chimiques, l'opium passait pour le meilleur des poisons végétaux. Le pavot était la plante toxique par excellence ; c'est lui que l'on retrouve comme base des préparations des « tisanes », si en honneur chez les empoisonneurs du temps.

L'opium a d'ailleurs tenu une grande place dans les statistiques. Ce sont les enfants qui sont le plus souvent victimes de ce genre d'empoisonnement. Ceux-ci sont très sensibles à l'action de ce médicament puisqu'une goutte de laudanum, prise en une fois, peut tuer un nourrisson. Les matrones chargées de faire disparaître les enfants n'ignoraient pas ce détail, c'était pour elles un moyen sûr et efficace. La Lepère et la Voisin — qui avaient la spécialité des avortements et des infanticides, — y avaient recours ; elles firent école d'ailleurs. Un siècle plus tard, en 1780, une femme Suhard fut convaincue d'avoir ainsi fait disparaître un grand nombre d'enfants, dont elle enterrait les cadavres dans son cellier (Les causes célèbres, t. 62, in Bibliothèque des avocats).

Le pavot était fort employé au xvii° siècle ; c'est

une plante commune dont la culture est à la portée de
tous; mais les tentatives que les empoisonneurs
essayaient contre leurs victimes, restaient souvent stériles; c'est qu'ils n'avaient guère à leur disposition que
l'opium en nature ou l'eau de pavot, simple décoction
des têtes de la plante; ce sont évidemment les substances les moins actives; s'ils avaient connu les préparations actuelles, ils auraient eu une arme terrible
entre les mains.

L'empoisonnement se pratiquait donc soit par l'ingestion d'une de ces deux drogues, soit peut-être et
même probablement par lavement; nous n'en avons
cependant relevé aucun exemple.

Pour se débarrasser de son mari, la présidente
Leféron avait acheté à la Voisin une fiole d'eau de
pavots, qu'elle avait payée trente pistoles; mais il
paraît que la tisane ne fut pas assez concentrée, car le
président n'en mourut pas. De même, la Poulaillon,
avant de faire porter à son mari une chemise trem-
pée dans une solution arsenicale, avait essayé de l'empoisonner, en mettant dans son vin le contenu d'une
fiole « grosse comme le poing où il y avait de l'eau
claire et sans couleur » (Aveux du février 1679). L'effet
désiré ne fut pas non plus obtenu. Elle s'adressa alors
à la Bosse qui lui promit qu'elle lui donnerait « d'une eau
pour mettre dans la boisson de M. de Poulaillon pour le
faire dormir, et lui dit en parlant de cette eau, qu'elle
serait claire comme de l'eau de fontaine, et n'altérerait
pas le goût du vin, qu'elle n'avait aucun goût, que
c'était de l'eau qu'elle, Bosse, faisait distiller, et qu'il

fallait qu'elle la fit mettre dans la carafe où serait l'eau ordinaire; et le même jour lui apporta sur les quatre heures du soir une fiole de verre commun, dans laquelle il y avait une eau qui sentait fort, qui n'était point claire, environ d'un demi-setier » (un 1/4 de litre). (Confrontation de la Bosse et de la Poulaillon, à Vincennes, 19 février 1679). C'était très probablement une décoction de têtes de pavots, que la Bosse n'avait pas eu le temps de « distiller » convenablement et dont on ne put se servir, sous peine d'éveiller la méfiance du soupçonneux mari.

Une autre fois, la Poulaillon lui donna douze grains d'opium (1), sans plus de succès que la première fois. Interrogée à ce sujet, la Poulaillon déclara qu'elle n'avait pas voulu tuer son mari en lui faisant prendre des narcotiques, qu'elle voulait seulement lui procurer un profond sommeil, qu'elle aurait mis à profit pour le voler. Cet aveu est utile à retenir, car il nous montre aujourd'hui les services spéciaux que l'on demandait à l'opium. C'était le facteur important du vol au narcotique. Les criminels qu'effraient les conséquences d'un assassinat ont recours, pour dévaliser la victime, à un somnifère quelconque. Aussi, de tout temps, cette coutume a existé. Nous en voyons un exemple au XVII° siècle. Plus tard, vers 1750, se forme une véritable association d' « endormeurs » qui généralisèrent ce procédé; ils firent ainsi de nombreuses victimes (ils

---

(1) C'est-à-dire à peu près 0gr,78, dose insuffisante pour être toxique. (La dose mortelle serait de un gramme, d'après Hoffman.)

employaient non plus l'opium, mais la stramoine qu'on appelait encore herbe aux sorciers, herbe au diable ; il est vrai de dire que son action est plus stupéfiante qu'hypnotique ; mais le but était atteint aussi bien qu'avec l'opium (1). Ce genre d'attentat est encore plus fréquent aujourd'hui, le répertoire des anesthésiques étant plus grand qu'autrefois ; c'est là un chapitre nouveau de médecine légale.

Pour en revenir à l'opium, un des rares narcotiques en usage au xvii° siècle, il est bon de rappeler que les résultats qu'en obtenaient les criminels devaient être variables. C'est un bon médicament, lorsqu'il est donné à doses thérapeutiques, suivant les indications symptomatiques de la maladie. Ce devait être, entre les mains des endormeurs, une arme dangereuse, à doses élevées ; son effet n'est pas constant ; on observe de grandes variations suivant la susceptibilité particulière de l'individu, suivant l'idiosyncrasie de chaque sujet. Telle dose qui chez l'un n'est pas suffisante pour provoquer le sommeil, quasi comateux — nécessaire pour l'exécution de l'attentat — chez un autre, peut amener la mort. D'ailleurs, lorsque le coma survient dans l'intoxication aiguë par l'opium, la mort est inévitable, malgré les rémissions qui peuvent la retarder (Richardière). Le voleur devient alors un assassin, dont le crime, il est

---

(1) Le mode d'administration du poison est curieux : les endormeurs confectionnaient des cigarettes, où ils remplaçaient la majeure partie du tabac par des feuilles de datura stramonium. Cette bande empoisonneuse fut l'objet d'une ordonnance du 14 mars 1780.

vrai, n'est pas prémédité, mais l'empoisonnement, qu'il soit voulu ou accidentel, n'en est pas moins un fait accompli. C'est à ce titre que nous plaçons ceci dans le sujet de cette étude.

D'ailleurs ces tisanes soporifiques ne devaient pas contenir que de la décoction de têtes de pavots. Les empoisonneurs du XVIIe siècle employaient rarement des substances simples ; nous avons déjà vu les étranges manipulations qu'ils faisaient subir aux matières minérales. De même, avec celles tirées du règne végétal, ils opéraient des mélanges bizarres : c'est ainsi que la fiole d'eau que la Voisin avait donnée à la Laféron, devait contenir, outre du pavot, de l'ivraie et de la mandragore (procès-verbal de question de la Voisin, 19 septembre 1680).

La mandragore avait encore, au XVIIe siècle, l'étonnante réputation que lui avaient faites l'antiquité et le moyen âge. Par la forme bizarre de sa racine (les anciens avaient vu la reproduction du corps humain) par ses principes narcotiques et stupéfiants (elle servait d'anesthésique dans les opérations), elle passait pour avoir des vertus magiques, et était considérée comme un puissant aphrodisiaque ; elle guérissait la stérilité, entrait dans la préparation des philtres d'amour ; mais on connaissait également ses propriétés toxiques, on savait que le simple contact de ses feuilles provoquait des accidents, que l'ingestion de la plante était très dangereuse, et c'est bien à ce titre qu'on le trouve parmi les poisons employés à l'époque ; il importe cependant de faire remarquer que les sorciers s'en servaient fréquemment ; nous retrouvons donc encore une fois associés la sorcellerie et le poison, et les vertus de la mandragore n'étaient vraiment « magiques » que mises à profit par la Voisin ou la Bosse.

L'ivraie possède des propriétés assez analogues à celles de la mandragore ; cette plante, qui croit avec le blé, provoque une ivresse spéciale : d'où son nom d'ailleurs. — Mais les accidents auxquels la graine d'ivraie peut donner lieu sont peu graves. L'intoxication aiguë par la nielle de blé est presque impossible ; d'autre part, on sait que les paysans russes font usage de farine de seigle renfermant 10 pour 100 de nielle, sans en être incommodés (Langlois). Un pain renfermant 20 pour 100 de nielle serait même inoffensif (Lebedef).

L'association de ces trois plantes pavot, ivraie et mandragore devait former un composé complexe, où, en réalité, l'opium seul intervenait comme agent toxique ; les deux autres peuvent être considérés comme des accessoires de sorcellerie.

La ciguë paraît aussi avoir été employée par les empoisonneurs du temps. La Voisin, qui avait disputé en Sorbonne avec de savants docteurs, connaissait bien l'histoire grecque, et avait certainement lu dans une traduction du Phédon, le récit que Platon nous fait de la mort de Socrate ; c'était pour elle une page trop intéressante pour qu'elle l'ignorât. Cherchait-elle à reconstituer le poison judiciaire des Athéniens, lorsqu'elle faisait cette étrange manipulation : « On pilait l'herbe, on en exprimait le suc que l'on mettait dans un matras avec du mercure et du vif-argent *(sic)* mais tout cela s'en allait » (interrogat. de la Bosse, 5 janvier 1679, à Vincennes). Il ne semble pas en effet que cette opération ait bien réussi, mais ce récit montre bien que les criminels pouvaient fort bien, en toute connaissance de cause, employer la ciguë, et il est légitime de penser que ce poison fit des victimes, tout comme l'arsenic ou l'opium.

La morelle *(solanum nigrum)* servait également à composer des breuvages toxiques. Les médecins l'employaient pour en appliquer des cataplasmes sur les plaies et sur les tumeurs ulcérées; elle entrait aussi dans les lavements contre les hémorroïdes. C'est une plante toxique, mais seulement à dose très élevée. La Voisin dit à ce sujet: « Se souvient que Lepère (cette avorteuse dont nous avons déjà parlé) lui demanda un jour de la morelle pour en tirer de l'eau et lui dit qu'elle pourrait en donner à son mari pour s'en défaire, et croit que Lepère y ajoutait un peu d'arsenic pour rendre l'eau claire (procès-verbal de question de la Voisin). Quel étrange procédé d'éclaircir une solution! Ce « peu d'arsenic » venait bien à propos pour assurer l'effet demandé à la morelle.

Nous trouvons ensuite toute une série de violents purgatifs qui étaient fréquemment employés : l'épurge *(Euphorbia Lathyris)* communément appelée herbe aux gueux, dont les graines contiennent un principe drastique très énergique et dont l'ingestion à haute dose peut produire des phénomènes d'intoxication, servit à Lesage à fabriquer des préparations empoisonnées. Le suc de cette plante est également très caustique ; aussi les mendiants frottaient-ils leurs membres avec les feuilles de cette euphorbe pour produire sur la peau de grands ulcères, et des plaies qu'ils envenimaient ensuite, pour appeler sur eux la commisération du passant.

Le pignon blanc, drastique très actif, fut également utilisé par Mariette : ce poison passait pour très violent, puisque le juge demanda à l'accusé « s'il n'avait pas fait mourir avec du pignon blanc » (interr. de Mariette, 26 septembre 1678, à la Tournelles).

Combien d'autres plantes, à action thérapeutique, si on les emploie à doses raisonnables ; à effet toxique, si on dépasse la limite maxima, durent être connues des empoisonneurs et servirent leurs projets. L'énumération en serait trop longue, nous en avons rapporté les plus importantes. Mais, à côté de ces plantes vénéneuses qu'on pouvait facilement se procurer, puisqu'elles croissent sous notre climat tempéré, il y en avait d'autres qui venaient des pays chauds, d'autant plus précieuses qu'elles étaient inconnues des experts chargés, en cas de perquisition, d'analyser les drogues trouvées chez les inculpés, d'autant plus aussi que leur mode d'action, et les lésions *post mortem* étaient totalement ignorées. C'était donc l'impunité assurée que d'employer ces substances nouvelles ; aussi quelques matrones recoururent-elles à ce procédé.

Nous trouvons dans le procès-verbal de l'interrogatoire de la Filhastre, le 2 janvier 1680, à Vincennes, les détails suivants :

— « Ce qu'elle voulait que la Bellier allât chercher
« aux îles d'Amérique ? S'il n'est pas vrai qu'elles vou-
« laient que la Bellier leur rapportât des îles du manioc,
« et quelques autres drogues qui sont du poison ?

— « Elle répond pour elle et non pour les autres,
« mais la Bellier n'osa jamais parler devant elle, sinon
« qu'elle dit un jour que les poisons étaient fort com-
« muns en ce pays là, et que si elle avait été méchante,
« elle aurait empoisonné son mari avec du manioc et
« d'autres choses, et que c'était lorsque l'on recherchait
« à Paris et que l'on faisait mourir les empoisonneurs.
« A bien aussi ouï dire à la Bellier, que si elle retour-
« nait en ce pays, elle en rapporterait par curiosité des
« flèches et autres choses, et que les flèches étaient
« empoisonnées. »

Le manioc dont il est question dans cette déclaration
de la Bellier, n'est pas à proprement parler une substance vénéneuse, puisque c'est de cette plante qu'on
tire le tapioca. Mais il faut en distinguer deux espèces :
le manioc doux dont la racine peut être mangée sans
préparation aucune et le manioc amer, dont il faut
extraire le suc âcre et vénéneux avant de le livrer à la
consommation. C'est cette espèce que la Bellier voulait
apporter en France pour en extraire le principe toxique.

Il est un détail beaucoup plus intéressant à notre
avis dans la déclaration de la Bellier ; nous voulons parler de la dernière phrase où elle manifeste l'intention
de rapporter en France des flèches empoisonnées. Certes,
de la part de toute autre personne, on pourrait croire à
un légitime désir de curiosité, mais la Bellier et ses

complices devaient certainement poursuivre un autre but.

Puisqu'ils travaillaient constamment à trouver des composés toxiques, par les mélanges et combinaisons de matières premières vénéneuses, il est légitime de penser que la Bellier avait l'intention d'isoler, par un procédé quelconque, le curare qui empoisonnait les flèches, ou peut-être même de se servir de celles-ci, comme on se servait, en Italie, au XVIᵉ siècle, de bagues de mort ou de clefs empoisonnées (1), c'est là d'ailleurs une pure hypothèse, car la justice ne permit pas à la Bellier d'aller faire un nouveau voyage aux Antilles.

De toutes ces plantes vénéneuses, les criminels n'employaient guère que des préparations simples : tisanes, décoctions, macérations, poudres de feuilles, de racines, de rhizomes, de latex desséché. Mais nous allons voir qu'il existait de savants distillateurs qui essayaient d'extraire de la plante le suc actif. C'étaient les vrais précurseurs des chimistes qui devaient trouver les alcaloïdes. Certes leurs procédés étaient bien imparfaits, parfois même puérils, c'était l'empirisme qui les dictait ; aussi leurs maladroites expériences n'aboutissaient-elles assez souvent qu'à des résultats bien piteux.

Le comte de Bachimont et le chevalier de Vanens avaient installé un véritable laboratoire où, sous couleur de pierre philosophale, ils se livraient à la fabrication de la fausse monnaie et à la distillation des poisons. Nous

___

(1) Voir les chroniques florentines de l'époque rapportant les empoisonnements à l'aide de couteaux, de clefs (procédé du prince Savelli), etc...

aurons plus loin l'occasion de revenir sur ces faux
monnayeurs. Pour le moment, voyons comment ils
fabriquaient leurs substances toxiques.

Le laboratoire était installé chez Bachimont à Lyon;
nous avons retrouvé l'inventaire minutieux que l'on fit
des objets que la justice y découvrit. Bachimont possé-
dait chez lui à peu près tous les corps chimiques connus
à cette époque; c'était à l'aide de ceux-ci qu'il frappait de la fausse monnaie; mais, en outre, il avait
trouvé avec l'aide de Vanens, qui paraît avoir été très
savant en cette matière, une recette spéciale dont la
base était la scille; d'ailleurs Bachimont cultivait à cet
effet plus de cent ognons de scille dans son jardin. Puis
dans des « cucurbites » de terre, dont nous avons la
description très exacte dans la pièce justificative n° 9,
Vanens et Bachimont distillaient cette plante avec de
l'aloès et de la jambarde, ou tête de souris, ou encore
vermiculaire. Cette dernière plante n'est guère toxique
d'ailleurs. Ils employaient en outre le genêt qui, par la
spartéine qu'il contient, est un poison énergique du
cœur, et le seneçon qui, lui, paraît inoffensif; d'après
les déclarations de Chaboissière, le laquais de Vanens,
on procédait par cohobation. Fourcroy, dans l'Encyclopédie de d'Alembert, nous explique comment se pratiquait cette opération bien connue des alchimistes : « On
« distille à plusieurs reprises le même liquide sur une
« substance solide, soit pour charger le dissolvant d'une
« plus grande quantité de parties volatiles de la sub-
« stance solide, soit pour porter jusqu'au maximum
« l'altération que l'on fait éprouver à la substance

« solide ». Vanens avoua que, de la distillation de toutes ces plantes, on ne recueillait que les cendres ou tête morte ; puis, lorsqu'après avoir rajouté de l'eau sept ou huit fois dans la cucurbite, il ne restait plus trace de liquide, on retirait les cendres et on les traitait par un dissolvant à base de vitriol.

Voici d'ailleurs le procès-verbal d'un des interrogatoires de Vanens, dans lequel il explique sa manière de procéder :

« Où il prenait les herbes qu'il distillait chez Bachi-
« mont ?

— « La Chaboissière les allait prendre et acheter à
« la halle.

— « S'il n'est pas vrai que la Chaboissière en pre-
« nait ailleurs qu'à la halle, et qu'il n'était pas possible
« qu'il y pût trouver toute la quantité d'herbes qu'il lui
« fallait pour distiller ?

— « La Chaboissière ne distilla chez Bachimont
« qu'avec une seule cucurbite et seulement pendant
« quatre jours.

— « Si c'était la Chaboissière qui allait aussi acheter
« les herbes qu'il distillait au faubourg Saint-Antoine ?

— « Oui, et il l'a déjà dit deux ou trois fois.

— « Combien il y avait ordinairement de cucurbites
« aux fourneaux du faubourg Saint-Antoine ?

— « Au fourneau qui lui a servi il y en avait ordi-
« nairement quatre, mais le fourneau fut fait pour en
« avoir dix. . . . . . . . . . . . . . . .

. . . . . . . . . . . . . . . . . . .

— « S'il n'est pas vrai que les cucurbites de terre

« étaient marquées avec un petit carré de papier blanc
« et sur chacun des carrés un chiffre qui marquait un
« nombre ? Si elles n'était pas ainsi nombrées et chiffrées
« à cause de la diversité des herbes et de la différence
« de préparations qui se faisaient dans les cucurbites ?...

— « Non.

— « S'il ne se servait pas d'une cucurbite de fer de
« 18 pouces, ou environ, de longueur, et courbées car-
« rément ?

— « Oui, et c'était pour tirer ès cucurbites la tête
« morte ou cendres des herbes.

— « Où il a tiré les sels des herbes qu'il a distillées
« chez Bachimont.

— « Il n'en a point tiré des distillations qu'il a faites
« chez Bachimont.

— « Quelle fiole d'eau la Chaboissière lui apporta
« du faubourg Saint-Antoine avec les cendres des herbes
« distillées ?

— « C'était de l'eau des herbes distillées et environ
« trois demi-setiers qui étaient restés des distillations.

— « Ce ne peut être des eaux des mêmes herbes
« puisqu'elles étaient distillées par cohobation, et que
« ne restant rien que la tête morte ou cendre des herbes,
« il ne restait point aussi d'eau de ces distillations.

— « Les distillations n'étant pas encore achevées
« lorsque le feu prit au plancher de la maison, il donna
« l'ordre à la Chaboissière de ramasser tout l'eau qui
« était resté dans les cucurbites, et de la mettre dans
« une bouteille.

— « Ce qu'il a fait de cette eau ?

— « Elle fut mise sur les cendres lorsqu'elles furent
« envoyées aux Minimes (chez l'apothicaire Martinet)
« pour en tirer les sels...

— « S'il a vu les cendres qui ont été tirées des cen-
« dres, ce qu'on en fait ?

— « On ne put l'employer parce qu'il fallait aupara-
« vant un dissolvant qu'on n'a pu faire.

— « Où ils ont travaillé pour faire ce dissolvant ?

— « Dans la maison, rue d'Anjou... Le dissolvant
« était dans une petite bouteille à six deniers, et c'était
« de la jombarde, de la scille et de l'esprit de vitriol. »
(1er juin 1678, interrogatoire de Vanens à la Bastille.
Arsenal, B. A.).

Bachimont de son côté procédait à peu près de la
même façon.

— « Qu'elles étaient les herbes qu'il distillait dans
« sa maison à Paris, avant qu'il eût fait le voyage de
« Turin ?

— « C'était la vermiculaire, le seneçon et le genêt.

— « Si parmi les herbes il n'y avait pas de jombarde,
« de la ciguë ou de la tête de souris.

— « De toutes ces simples, il n'y avait que la tête
« de souris qui est la vermiculaire.

— « S'il n'a pas tiré ou fait tirer du suc de quelques
« herbes par ébullition ou par expression ?

— « Il n'a fait tirer, par l'expression que de scille,
« de jombarde et d'aloès, pour tenir lieu du végéta-
« ble (1) de scille, et essayer de faire la pierre pour

_______________

(1) On supposait dans la physiologie du moyen âge que les plantes avaient

« faire l'argent, à quoi il n'a pas réussi. » (Interrogatoire
du 17 juin 1679 à Saint-Pierre en Cize.)

Et auparavant, le 29 mars, il avait déclaré :

— « Il ne faisait distiller à Lyon que la vermiculaire,
« l'eau de flocely, et il tirait par expression le jus de
« l'aloès et de l'oignon de scille.

— « Quel simple est le flocely ?

— « Le flocely n'est pas réputé être une simple, mais
« comme une feuille épaisse et ridée, que l'on trouve
« après des pluies sur les terres les plus ingrates et
« les plus stériles, et elle se perd et disparaît aussitôt
« que le soleil donne dessus, et l'eau tirée de cette
« feuille, comme on distille les roses, est très excel-
« lente pour ceux qui ont peine à respirer, pour les suf-
« focations de matrice, les pleurésies, les fièvres aiguës
« et continues...

— « S'il distillait les simples séparément, ou par
« cohobation pour en tirer les sels ?

— « Il ne distillait que deux simples savoir : la ver-
« miculaire et le flocely, avec la chapelle de plomb, et
« les autres qu'il tirait par expression pour en faire les
« mélanges dont il a ci-dessus parlé, et ne s'est jamais
« servi de ces sels. »

Ravaisson suppose non sans raison que le flocely
dont parle Bachimont est un champignon vénéneux dont
on extrayait le suc pour le mélanger à celui d'autres
plantes.

---

un principe de vie qu'on appelait le végétable ; il fallait pour qu'il fût sensible
que la plante ait atteint toute sa perfection.

Cette recette que nous avons retrouvée et rapportée intégralement, ne devait pas donner des résultats bien satisfaisants aux expérimentateurs. Ceux-ci furent d'ailleurs muets sur les effets de la drogue ainsi obtenue. Somme toute, ces plantes sont peu toxiques et les préparations compliquées qu'elles subissaient, en détruisaient probablement le principe actif. Cependant il est bon de noter cette relation ; elle donne un aperçu des connaissances chimiques des empoisonneurs. Si le procédé fut imparfait, si l'expérience fut mal conduite sous l'influence d'idées fausses, il n'en reste pas moins établi que Bachimont et Vanens avaient une conception très nette du « principe actif » d'une plante.

Ce qu'ils appelaient le végétable n'est-ce pas après tout l'alcaloïde ? Là encore l'empirisme précédait la théorie rationelle ! Les chimistes du xviie siècle, comme ceux d'aujourd'hui, savaient que chaque plante possède une substance spécifique, à laquelle elle doit ses propriétés, et que cette substance isolée produit à doses très faibles les effets thérapeutiques ou toxiques que l'on demande à la plante elle-même. Seul, avec Bachimont, le procédé était imparfait.

Nous allons au chapitre suivant passer en revue les quelques poisons du règne animal, peu nombreux ceux-là, mais dont l'un est très important et a toujours tenu une grande place dans les statistique : la cantharide.

## Les poisons animaux. — Les cantharides.
## Les « Norevers »

Dans cette classe de poisons nous ne rencontrons guère que les cantharides dont l'emploi était très fréquent au xviiᵉ siècle, mais chez les empoisonneurs seulement. C'était un médicament connu dès l'antiquité. Arétée inventa le vésicatoire pour mieux pratiquer la révulsion. Au xviiᵉ siècle le vésicatoire est un peu délaissé, on lui préférait la saignée et le lavement, et ce n'est que dans le courant de notre siècle qu'il a acquis son étonnante réputation de panacée ~~universelle~~. A l'intérieur, la cantharide était formellement proscrite, cette défense faisait encore loi il y a deux cents ans ; moins d'un siècle auparavant, un docteur anglais, Groneveld, fut jugé et condamné pour avoir ordonné ce médicament à un urinaire, qui pourtant en avait retiré un grand avantage.

La poudre de cantharides était donc bien considérée comme un poison actif, mais ce n'est pas toujours à cet usage qu'on l'employait ; on utilisait plus peut-être ses propriétés pseudo-aphrodisiaques que toxiques (chapitre Iᵉʳ), de sorte que l'on peut distinguer deux sortes d'empoisonnements dus à l'ingestion de cette substance : le crime conscient, la dose de poison donnée à la victime devant sciemment occasionner la mort, et le crime inconscient, amenant la mort sans intention de la donner, accident banal de l'absorption d'un philtre d'amour mal préparé.

Ce qui montre l'emploi fréquent qu'on faisait de cette drogue, c'est qu'au cours de chaque expertise ordonnée par la justice, on trouva toujours au fond d'une petite boîte ces « mouches bleuâtres » qui, nous le répétons, n'étaient pas du tout considérées comme agent thérapeutique, mais que l'on proscrivait au même titre que l'arsenic. La découverte de ces mouches, au domicile des inculpés, était accablante pour eux, et amenait fatalement leur condamnation, et pourtant ils s'en servaient moins comme poison que comme excitant de la puissance génésique. Il est bien certain qu'avec la mandragore, la poudre de cantharides entrait dans la composition de tous les philtres, et certes l'effet désiré ne devait pas laisser que d'être très défectueux ; nous savons aujourd'hui ce qu'il faut penser des prétendues vertus magiques de ces compositions (1).

Nous avons vu également (même chapitre, § 1er), l'usage que l'on faisait du crapaud et les différentes manières de combiner à son venin l'arsenic ou tout autre corps. En place de crapauds, on employait parfois certains animaux désignés sous le nom de « norc-

_______________

(1) On sait, en effet, que la cantharidine ne provoque qu'une congestion et une inflammation des organes génitaux et qu'elle est incapable d'activer en aucune façon la sécrétion séminale.

vers » ; « c'est une espèce de serpents très venimeux, et qu'on n'en pût trouver que deux ou trois par le moyen de la Vaultier, du côté de Ménilmontant (interrogatoire de Lesage, 16 juillet 1680 à Vincennes). Nous donnons du reste cette assertion sous toutes réserves ; cet accusé est le seul à parler de ce genre de reptiles ; il s'agit peut-être — puisque c'est un serpent venimeux — d'une vipère que l'on traitait de la même façon que le crapaud.

## § IV.

### Les « pseudo-poisons ».

Sous ce nom, nous étudierons toute une classe de substances non toxiques, mais que l'on a cru telles au xvii° siècle et qui devaient compléter le répertoire, pourtant suffisamment étendu des criminels. Ce chapitre ressort autant de la sorcellerie que de la toxicologie. Nous avons déjà vu combien ces ordres de faits étaient connexes ; — d'ailleurs, la loi ne punissait-elle pas le sorcier aussi bien que l'empoisonneur? — nous allons voir combien de matières étranges étaient réputées très dangereuses ; par contre, nous verrons aussi, comme nous l'avons montré pour la cantharide, qu'il devait exister un certain nombre de pratiques mystérieuses, qui, sous couleur de maléfices, seraient considérées aujourd'hui comme de véritables tentatives criminelles.

Parmi ces pseudo-poisons, nous avons déjà cité le crapaud ; celui-ci n'est vraiment dangereux qu'en tant que son venin est recueilli avec soin, qu'il est inoculé, et que l'animal a subi une préparation spéciale, telle que la Bosse ou Belot savaient en faire. Mais le crapaud servait aussi aux pratiques de sorcellerie, on en faisait une poudre à aimer, que l'on vendait très cher aux « affamées d'amour ». Ce trafic était d'ailleurs très lucratif, puisqu'on payait un crapaud jusqu'à trente sols. Cet aphrodisiaque nous paraît aujourd'hui d'une puérilité stupide ; mais les sorciers ne mélangeaient-ils pas à cette poudre un peu de cantharide qui pouvait alors lui donner une bien légère action ? Le crapaud ne serait dans ce cas que le véhicule du médicament, et l'ignorance superstitieuse des clientes suffirait à expliquer l'étrange faveur dont jouissait cet animal.

Du reste, la liste est longue des aphrodisiaques en honneur au xvii° siècle. Le siècle de l'esprit est aussi celui de l'amour, et si les précieuses de Molière parlaient avec leurs amants le langage ampoulé de Barthénoïde ou de Dorimédonte, elles ne se payaient pas uniquement de mots, et leurs sens réclamaient une autre satisfaction ; aussi le nombre est incroyable des philtres, poudres, drogues, odeurs, destinées à réveiller les ardeurs éteintes, ou l'éphémère passion d'un galant.

Le meilleur de ces prétendus aphrodisiaques, un des plus réputés était peut-être le sang menstruel ; il passait du reste pour un violent poison. On en faisait un véritable commerce : La Bosse vendait le sang des « premiers mois de sa fille » (celui-ci évidemment était plus actif). Cette coutume de faire absorber à l'amant du sang menstruel était très répandue ; c'était une pratique très suivie à la Cour, comme chez la bourgeoisie ; et encore aujourd'hui dans les campagnes arriérées, il n'est pas rare de voir de jeunes paysannes mêler aux aliments de leurs amoureux le sang de leurs propres règles, dans l'espoir que ce sortilège leur procurera la fidélité des galants. Louis XIV lui-même n'échappa pas à cette pratique ; pour se faire aimer de lui, la Montespan lui fit inconsciemment avaler un immonde mélange à base de menstrues, mélange qu'elle avait préparé à l'aide de Lesage, à la suite d'une de ces messes sacrilèges dont nous avons parlé plus haut. Le roi prit sans méfiance cette composition dégoûtante, mais la Montespan ne dit pas si elle en obtint tout l'effet attendu.

Le sang et l'urine servaient également à faire des maléfices et peut-être même de véritables antidotes. Nous ne nous arrêterons pas plus longtemps à la valeur aphrodisiaque, toxique ou médicamenteuse des ces substances et de ces compositions peu ragoûtantes.

Il y avait également des anaphrodisiaques ; du moins, cette assertion est-elle plausible : en effet, certaines matrones, la Vigoureux entre autres, sont accusées d'avoir tenté de « nouer l'aiguillette ». Ceci mérite une explication : on sait qu'à la cour, les seigneurs portaient des haut-de-chausses ; ceux-ci étaient fermés, non pas à l'aide de boutons, mais de lacets et de rubans, qu'on nommait aiguillettes. D'où cette pittoresque expression que l'on employait en parlant d'un mari impuissant : il a l'aiguillette nouée. Et de même que les femmes se livraient à des conjurations savantes pour se faire aimer d'un infidèle ou d'un indifférent, de même elles avaient recours à divers maléfices pour calmer les ardeurs d'un mari... insupportable. On allait aussi consulter les matrones pour empêcher la consommation d'un mariage ; celles-ci avaient recours à diverses pratiques de sorcellerie (1), mais il est admissible qu'elles possédaient aussi, et qu'elles vendaient à leurs clientes diverses substances réputées — à tort ou à raison — anaphrodisiaques. Cependant nous n'avons pu trouver confirmation de cette opinion, et ce n'est là qu'une pure hypothèse. Il est probable néanmoins que l'opium devait entrer dans la composition de ces philtres, et c'est à ce titre que nous avons cru devoir en parler ici : c'était encore, en cas d'accident mortel, un empoisonnement inconscient.

Parmi les substances réputées très dangereuses, il faut citer également la poudre de diamant ; ce soi-disant poison n'était certainement pas à la portée de toutes les bourses (les pauvres gens employaient à sa place de la poudre de verre). La présidente Leféron en a fait absorber à son mari pour plus de cent louis d'or. Nous verrons, au chapitre suivant, lorsque nous parlerons de l'histoire de la toxicologie, que cette substance devait causer des fongus à l'extrémité inférieure de l'estomac, et amener ainsi la mort. Il est facile aujourd'hui de faire justice de cette opinion, car cette matière, finement pulvérisée (et c'était nécessaire pour ne pas éveiller les soupçons de la victime) ne pouvait exercer aucune action chimique sur l'estomac, ne pouvait pas non plus, comme on le croyait couramment, provoquer de vastes ulcères et des hémorragies mortelles.

Les rognures d'ongles et la poudre d'écrevisse

---

(1) On supposait, en effet, que l'aiguillette était nouée par un enchantement magique.

étaient également très employées, toujours dans le même but criminel ; les experts en trouvèrent presque toujours, précieusement cachées dans de petites boîtes, au cours des perquisitions judiciaires ; il faut ajouter d'ailleurs, que tout en indiquant la nature de ces « drogues » ils ne préjugeaient pas de leur valeur toxicologique. Les savantes matrones ne devaient pas non plus s'y méprendre, aussi les prescrivaient-elles à leurs clientes superstitieuses, quitte à leur donner plus tard une eau ou une poudre plus active.

Enfin, il est un autre procédé peu connu, dont les accusés et les magistrats ne parlèrent jamais qu'avec un grand mystère, parce qu'il fut tenté contre le roi lui-même. Les documents à ce sujet manquent totalement, car on verra plus loin, qu'après avoir suspendu pendant un certain temps les séances de la Chambre ardente, Louis XIV fit brûler toute la procédure secrète qui avait trait à la tentative dirigée contre lui. Aussi ne reste-t-il aucune pièce d'après laquelle on puisse établir une conviction, et là encore en est-on réduit à de pures hypothèses.

Il s'agit de l'empoisonnement par des fleurs, des étoffes et des gants, qui devaient tuer par leur simple contact, ou par leurs émanations mortelles. Ce procédé venait d'Italie. On sait que pendant longtemps on porta des gants à odeur, dont la mode fut introduite en France vers le commencement du XVII° siècle. On sait aussi que les « parfumeurs » étaient au moins aussi suspects que les sorciers, et il est certain que nombre d'empoisonnements furent commis par eux. La mère

d'Henri IV, Jeanne d'Albret, mourut de la sorte, dit-on
(le Dr Legué affirme cependant qu'elle est morte phti-
sique). Ce genre de poison était fort goûté des Médicis,
et on montre au château de Blois, dans l'appartement
où Richelieu tint prisonnière la reine mère Marie, de
petits placards secrets, dissimulés dans la muraille, où
elle renfermait ces odeurs et ces gants empoisonnés.

Que faut-il donc penser de ce procédé, et jusqu'à
quel point la légende a-t-elle dénaturé l'histoire ?

On a dit et écrit que ce mode d'empoisonnement n'a-
vait jamais existé que dans l'esprit des romanciers et qu'il
était impossible aux criminels du XVIIe siècle d'avoir à
leur disposition des procédés aussi savants. L'assertion
est cependant fort hypothétique. En effet, l'acide cyanhydrique, ou à défaut la fleur de pêcher, était probablement connu des Italiens du XVIe siècle (Chapuis).
Déjà, dans l'antiquité, les Égyptiens n'ignoraient pas
les propriétés toxiques de cette plante : « Ne prononce
jamais le mot lao, sous peine de l'arbre de Perse », lit-
on sur une inscription hiéroglyphe rapportée au musée
du Louvre (Dutheil, Dict. des Hiéroglyphes). Cet acide
cyanhydrique serait, d'après nous, la base de ces poisons subtils, dont les émanations prolongées devaient
amener la mort. Nous avons vu que Vanens allait en Italie
se procurer les plantes qu'il devait distiller chez Bachimont, que Glazer, le fameux chimiste, se rendit à Florence
sur l'ordre de Foucquet, pour chercher de quoi composer la « recepte » qu'il vendait plus tard à Sainte-
Croix et à la marquise de Brinvilliers. Il est donc légitime de penser que les étoffes empoisonnées, les gants,

les fleurs (la Voisin avait préparé spécialement des fleurs pour la dame Dreux qui voulait se débarrasser de sa fille) devaient être trempées, sinon dans une solution d'acide cyanhydrique, du moins dans une macération ou distillation de fleurs de pêcher. Ceci, bien entendu, sous toutes réserves ; nous n'émettons là qu'une hypothèse qui permet d'expliquer l'origine de la légende actuelle ; car, à la source de toute version plus ou moins fantaisiste, il y a toujours, croyons-nous, un fait historique véritable, mais qui, transformé, dénaturé par l'imagination populaire, par les récits d'écrivains comme Alexandre Dumas ou même comme Michelet (ce dernier étant plus un évocateur qu'un historien) finit par paraître absolument invraisemblable et tenir plus du roman que de l'histoire. Nous croyons fermement que si l'on était à même de remettre les choses au point, en remontant aux sources mêmes de la légende, on en retrouverait facilement la genèse. C'est pourquoi nous avons pensé qu'il ne fallait pas, *a priori*, sous prétexte d'invraisemblance, rejeter ces récits d'étoffes empoisonnées, de gants à odeur ou de fleurs à émanations mortelles, sans rechercher ce qui pouvait avoir donné naissance à cette légende.

La conclusion de ce paragraphe, c'est que véritablement les sorciers étaient bien souvent de vulgaires empoisonneurs, il ne faut donc pas porter sur eux un jugement trop hâtif, et, en les innocentant, réprouver les tortures et les supplices qu'on leur faisait subir. Le bûcher qui se dressait pour eux en place de Grève, pour châtier et conjurer leurs maléfices et leurs sacrilèges, n'était souvent que le juste châtiment d'une longue série de crimes, parfois soupçonnés, rarement avoués, souvent commis. Certes, quelques innocents payèrent de leur vie leurs pratiques de magie noire et de spiritisme prématuré. Mais d'autres ne furent que de vulgaires assassins à gages dont les crimes furent innombrables ; c'est pourquoi on ne saurait trop se défier d'un sentiment de pitoyable sensiblerie qui les représenterait comme d'innocentes victimes de la terreur superstitieuse. L'ordonnance royale avait raison, qui réunissait dans une même proscription et qui punissait de la même peine : devins, magiciens, enchanteurs..., empoisonneurs. L'édit de 1682 fait honneur au roi qui la prescrit.

§ V.

## Les victimes. — La fabrication des poisons. Les antidotes.

Nous avons passé en revue la plupart des substances couramment employées au xvii<sup>e</sup> siècle par les empoisonneurs. On voit que le répertoire en est très long, et qu'il ne faut pas se borner, comme beaucoup l'ont écrit sans documents, à citer l'arsenic et l'opium. Certes, ces deux drogues ont toujours joui d'une préférence marquée chez les criminels ; mais il importe de répéter qu'ils en avaient bien d'autres à leur disposition ; cela ressort non seulement du rapide examen que nous avons fait de leurs déclarations, mais de la nécessité même où ils se trouvaient de varier très souvent leurs modes d'empoisonnements sous peine d'éveiller les soupçons de la justice ; au cours des perquisitions, combien de ces substances furent trouvées que les experts ne purent dénommer et dont seuls les accusés gardaient précieusement le secret. Il suffit à cet effet de lire les pièces justificatives que nous avons annexées à cette étude.

Aussi le nombre des victimes que fit cette bande noire fut très grand ; mais on doit reconnaître qu'il est matériellement impossible de dresser une telle statis-

tique. Quand une épidémie de ce genre s'abat sur une
ville ou sur une cour, on exagère toujours l'étendue
du fléau ; à en croire certains, personne dans l'entourage de Louis XIV n'est mort de maladie (1). C'est ainsi
que pendant longtemps on attribua la mort de Madame
à un empoisonnement criminel. Cette fin prématurée et
si brusque, qui avait jeté l'effroi dans son entourage,
dont Bossuet avait à dessein exagéré l'effrayante rapidité dans sa célèbre oraison : « Madame se meurt, Madame est morte », cette fin éveilla des soupçons légi-
times, surtout à la cour de Charles II d'Angleterre. La
question fut discutée encore tout dernièrement. Le Dr
Legué, dans son étude sur les empoisonnements de
l'époque, n'hésite pas à conclure à une intoxication par
le sublimé. M. Frantz-Funck-Brentano, d'après l'avis
du Pr Brouardel et du Dr Legendre, a remis les choses
au point ; il montre que cette mort, suspecte en apparence, fut probablement provoquée par une perforation
de l'estomac ; à l'autopsie du cadavre, les experts trouvèrent un petit trou à l'emporte-pièce qu'ils mirent sur
le compte d'un maladroit coup de ciseau ; il est bien
plus logique d'admettre, avec le Pr Brouardel, que la
prétendue victime était depuis longtemps atteinte d'un
ulcère rond, dont elle souffrait bien avant sa mort (les

----

(1) Les contemporains des époques ainsi tourmentées, terrifiés par les
crimes dont ils sont témoins, croient voir partout des victimes ; c'est
ainsi que sous les Borgia, lorsque le pape Alexandre VI mourut de la malaria,
tous les historiens — sauf Burckardt — furent unanimes à déclarer qu'un
empoisonneur avait délivré Rome de l'antechrist.

relations du temps en font foi), et que cette maladie de Cruveilher se termina par une perforation, à la suite de l'ingestion d'une tisane (voir *Revue encyclopédique*, 25 septembre 1897, la Mort de Madame, par F. Funck Brentano).

Ce seul exemple montre combien il faut être circonspect pour établir le bilan des crimes commis par la Voisin et ses complices ; toute mort, surtout celle d'un grand, paraissait suspecte. Il faut bien admettre cependant que quelques-uns sont morts dans leur lit, de vieillesse ou de maladie. Chaboissière, le laquais de Vanens, qui avait la confiance de son maître, avoua sur la sellette « qu'il aurait bien des choses à dire pour le salut de son âme et le repos de sa conscience, mais que ces aveux étaient effroyables et chargeraient trop de personnes, malgré que cela sauverait la vie à plus de cinquante personnes par an. » Il subit stoïquement la question ordinaire et extraordinaire sans ajouter un mot de plus.

S'il est presque impossible de se faire une idée du nombre de victimes et de coupables qui furent les héros de cette affaire des poisons, du moins peut-on dire comment ces derniers, en pleine sécurité, fabriquaient et vendaient leurs drogues. La plupart se disaient alchimistes, c'est-à-dire se livraient à la recherche de la pierre philosophale. C'est précisément ce qui les sauvegardait et leur assurait une bienveillante impunité. On croyait encore au XVIIe siècle à l'existence de ce fameux trésor, et Louis XIV était le premier intéressé à sa découverte ; aussi accordait-il aux alchimistes une occulte protection, dans l'espoir qu'il achèterait ou arracherait son secret au savant qui le découvrirait.

Ces alchimistes étaient peut-être les seuls à douter encore de la solidification du mercure ; aussi au lieu de chercher la transformation des métaux, trouvaient-ils plus simple de fabriquer de la fausse monnaie et de préparer des poisons. Ils pouvaient avoir chez eux un laboratoire très complet, et sous couleur de se livrer aux recherches les plus savantes, distiller des plantes vénéneuses et combiner des sels toxiques. Aussi lorsqu'on demanda à Bachimont « à quoi il se servait du sublimé et de l'arsenic » répondit-il : « A l'égard du sublimé il s'en servait pour purifier l'or quand il en voulait faire le sel et pour l'arsenic c'était pour jeter sur le cuivre ou le salpêtre afin de l'aigrir pour être propre à se convertir en argent » (inter. à Saint-Pierre de Cize).

Nous sommes donc bien loin de retrouver sous Louis XIV ces maîtres savants qui furent la gloire du moyen âge, ceux dont Lepelletier disait qu'il étaient « courbés sur le grand œuvre, soufflant le jour sur leurs fourneaux, effrayant les veilleurs de nuit par le flamboiement de leurs ogives au milieu des ténèbres, indifférents au vacarme du siècle, et ne se couchant, épuisés et radieux, que lorsqu'au jour, du creuset mystérieux luisait comme un astre décroché du firmament, comme un rayon de soleil captif, quelque cristallisation précieuse, quelque métal inconnu dont la postérité devait, l'alchimie étant transmutée en science de la chimie, recon-

naître la propriété et proclamer la valeur ». Au xvii<sup>e</sup>
siècle, ces princes de la science ne se berçaient plus de
vaines chimères, il étaient plus prosaïquement devenus
faux-monnayeurs et ffabricants de poison.

Outre les alchimistes qui pouvaient impunément
s'occuper de poisons sans être inquiétés, il y avait les
souffleurs de verrerie. Un édit récent permettait aux
seigneurs de se livrer à l'industrie de la verrerie, sans
déroger ; certains en profitèrent pour faire des provi-
sions d'arsenic, qu'ils disaient indispensable à leur
métier, et pour en revendre à leurs complices empois-
sonneurs. Il y avait en particulier un frère Martinet,
souffleur et apothicaire des Minines qui tenait boutique
sur la place Royale (place des Vosges) et qui faisait en
grand le trafic de l'arsenic : il en vendait à Vanens, Cadelan, la Bosse, Lottinet, etc.

D'ailleurs nombre d'apothicaires furent également
complices des empoisonneurs ; nous avons vu que plusieurs victimes succombèrent aux suites d'un lavement
intoxiqué ; or c'était le plus souvent l'apothicaire qui
non seulement administrait, mais préparait le clystère
(voir la première scène du Malade imaginaire) ; c'était
du reste une des ses principales fonctions. Il lui fallait
donc être du complot, pour qu'il versât lui-même dans
le lavement la substance toxique.

Ces criminels possédaient, outre leurs poisons,
quelques antidotes. Nous verrons au chapitre suivant
quels sont les préservatifs et les remèdes indiqués par
la Faculté, en cas d'empoisonnement. Nous nous borne-

rons à indiquer ici les contre-poisons populaires, employés également par les criminels. Plus d'une fois, en effet, il furent eux-mêmes victimes de tentatives analogues. Depuis la Brinvilliers jusqu'à la Voisin, il n'est guère d'empoisonneuses que leurs complices n'aient tenté de faire disparaître ; elles se méfiaient donc les unes des autres, à bon escient, dès qu'elles ressentaient la moindre indisposition.

On a même raconté — mais ceci serait alors un accident et non un crime — que quelques-uns, comme le complice et l'amant de la Brinvilliers, Sainte-Croix, payèrent de leur vie une imprudence commise pendant les délicates opérations, qu'exigeaient la fabrication du poison. Ce dernier point est complètement faux. La marquise de Brinvilliers déclara elle-même aux magistrats, que Sainte-Croix était bien mort de maladie, après s'être alité plusieurs mois. La légende du masque brisé et des vapeurs corrosives qui auraient brûlé le visage du chimiste est donc controuvée.

Voici d'ailleurs, comment la Brinvilliers démentit cette légende : son confesseur Pirot, lui demanda le secret de la recette de Glazer. « Mais Madame, continuai-je, s'il travaillait lui-même à ses poisons, comme on dit qu'il le faisait, et même qu'il s'est sans y penser, empoisonné lui-même, le masque dont il se servait dans les ouvrages, pour ne pas respirer l'air envenimé de son fourneau s'étant cassé, il ne se peut que vous le sachiez ? — Monsieur, me dit-elle, il n'est point mort ainsi, et ce que vous me dites là, est une fable. » (Manusc. Pirot). D'autre part, on lit dans un des nombreux

factums de Saint-Laurens, réunis dans la collection
Morel de Thoizy : « On veut dans le monde que Sainte-
Croix se soit empoisonné de ses poisons, que le masque
dont il se servoit dans leur composition estant tombé,
la malignité des vapeurs ait gagné le cerveau et qu'il
ait esté puni par ses crimes. On se trompe ; sa maladie
a eu le cours des maux ordinaires, on n'y remarque que
des accidents communs, sa fin mesme ressemble à
celle d'un homme de bien (!) »

Les empoisonneurs avaient toujours sous la main
du contre-poison, ou du moins ce qu'ils croyaient tels.
Le plus réputé de ces antidotes, celui qui depuis plus
de quinze siècles passait pour le meilleur alexitère,
c'était la thériaque de Mithridate, modifiée plus tard
par Andromaque, médecin de Néron. On sait que cette
préparation, encore inscrite au codex, contient de l'opium
et plus de cinquante substances dont l'ensemble pos-
sédait de merveilleuses vertus antitoxiques. On a fait
justice de ce préjugé.

L'orviétan était encore plus à la mode que la thériaque ; il était d'origine récente, importé en France
par Jérôme Ferrante d'Orviéto, au commencement du
siècle ; on le débitait à Paris dans une boutique située
à l'angle de la rue Dauphine et du Pont-Neuf, son en-
seigne portait, tout comme la devise du roi, un soleil.
C'était la panacée universelle, mais surtout un excellent antidote. Nous rapportons ici sa composition qui
diffère peu de celle de la thériaque :

Racine d'aristoloche longue
—       —       ronde
—   d'angélique
—   bistorte
—   carline
—   contrageta
—   fraxinelle
—   gentiane
—   imperatoire
—   quintefeuille
—   Serpentaire de Virginie
—   Tormentelle
—   Valériane
—   Zédoaire
Feuilles de chardon bénit
—   Pouliot
—   Rue
—   Scordium
—   Scabieuse
Fleurs d'hypéricum
—   orange
—   citron
—   cannelle
                           *aa* 3o grammes.

Vipère sèche. . . . . . . . .    6o grammes

Réduire le tout en poudre et incorporer dans :

Rob de genièvre
Miel de Pise             *aa* 1,5oo grammes.

Mélangez et ajoutez :

Thériaque
Mithridate             *aa* 6o grammes.

Huile essentielle de rue
—   de succin blanc
—   girofle           *aa* 1 gramme.
—   genévrièvre

On voit d'après cette formule si complexe le peu de valeur qu'on aurait dû accorder à cet étrange antidote. Cependant il fut souvent très efficace, non pas tant par lui-même, que par les préparations auxiliaires qu'exigeaient son emploi. On faisait en effet une violente révulsion par les cautères, les scarifications, etc.; c'est à cela que l'on doit très probablement attribuer le succès de l'orviétan. Encore est-il bien difficile de comprendre comment un révulsif même très énergique pouvait agir sur des organes corrodés et intoxiqués par l'arsenic ou le sublimé.

Au même rang que ces deux contre-poisons, et jouissant de la même faveur auprès du public soupçonneux et ignorant, il faut placer le bezoard. Le D⟨r⟩ Legué rappelle dans son livre d'où venait cette pierre aux vertus magiques qui guérissait toutes les victimes; il rappelle comment Charles IX voulut en faire l'expérience sur un condamné à mort, préalablement empoisonné, et quelles tortures le malheureux dut subir pendant une agonie de sept heures. Le bézoard fut donc proscrit, du moins dans ce que nous appelons aujourd'hui les sphères officielles. Mais le public continua à ne pas douter du pouvoir extraordinaire de cette pierre, si bien que Lesage pouvait, lorsqu'on l'accusait de mêler de l'arsenic à ses drogues, répondre ceci : « quand il entre du poison dans la poudre, le bezoard corrige tout. »

Le chardon bénit était aussi une panacée universelle, un pseudo-antidote. Inutile d'insister davantage sur ces sots préjugés qui témoignent une fois de plus de l'ignorance supertitieuse du siècle.

Cependant il y avait des contre-poisons plus efficaces, d'abord les vomitifs qui étaient toujours de règle dès qu'on se soupçonnait victime d'une tentative d'empoisonnement.

Nass.

Ensuite, le lait, qui d'après la Brinvilliers, devait combattre efficacement les effets de la recette de Glazer. Voici comment elle-même explique avoir échappé à la mort, un jour que son complice Sainte-Croix l'avait à son tour empoisonnée. « Elle a été empoisonnée par Sainte-Croix, et cela lui a duré sept ou huit mois, ne pouvant avoir de soulagement par les remèdes ordinaires (thériaque, orviétan, etc.); elle a eu recours au lait, dont elle s'est servie pendant longtemps, elle en a été soulagée, puis est devenue hydropique, après cela, elle a pris du lait chaud de vache qui l'a entièrement guérie » (Extrait du plumitif de la Tournelle). Bien entendu, c'est la Brinvilliers qui parle, et nous ne citons que pour mémoire cette observation qui dénote plus une affection cardiaque ou rénale, qu'une intoxication criminelle. Elle ajouta plus tard, lorsque Pirot, son confesseur, l'adjura de lui dire la nature et l'antidote de la recette de Glazer : « Je sais bien qu'il y avait des poisons différents et on a dû trouver dans la cassette de l'eau rougeâtre et de l'eau blanchâtre, mais je n'en sais point la confection. Je ne connais point d'autre contre-poison que le lait. Cet homme-là (Sainte-Croix) m'a dit souvent que c'était un préservatif contre, et que pourvu qu'on en prît le matin, son poison ne pouvait faire de mal, pourvu que l'on en ait pris peu, et qu'on avalât bientôt après un peu de lait » (manuscrit Pirot) (1).

----

(1) Plusieurs fois, la Brinvilliers faillit être victime de la recette de Glazer ; non seulement Sainte-Croix lui en a donné, mais elle-même, prise

Quoi qu'il en soit, on voit que ces antidotes étaient bien faibles et bien inefficaces contre tous ces poisons, qui constituaient l'arsenal des empoisonneurs. S'ils étaient fort curieux d'en trouver un nouveau, inconnu des experts, provoquant une mort quasi-naturelle, en revanche, ils ne se souciaient guère, et cela s'explique, des remèdes à apporter aux maux qu'ils causaient. S'ils s'en occupèrent incidemment, c'est qu'eux-mêmes furent plusieurs fois victimes de leurs complices. Ils laissaient aux médecins et aux apothicaires le soin d'assister leurs victimes et de procurer un faible soulagement à leurs tourments. Les hommes de l'art, comme nous allons le voir au chapitre suivant, étaient d'ailleurs déroutés devant ces audacieuses tentatives, et leur ignorance ne pouvait arrêter les ravages de la bande des empoisonneurs.

---

de remords, en a absorbé spontanément. Cette tentative de suicide, qui la rachète un peu à nos yeux, lui fut, au contraire, reprochée par ses juges, comme le plus abominable forfait : « Monsieur le Premier Président lui a remontré que le plus grand de tous ses crimes, quoique très horribles, n'estoit pas d'avoir empoisonné ses père et frères, mais qu'elle avoit pris de la recette de Glazer et qu'elle s'estoit empoisonnée elle mesme. » (Collection Morel de Thoizy.) Voilà où conduisait l'illuminisme espagnol et ce que nous pourrions appeler la « théorie du confessionnal ».

# CHAPITRE III

## La toxicologie au XVII<sup>e</sup> siècle.

Depuis longtemps déjà, les médecins essayaient d'opposer les ressources de leur art à celles des empoisonneurs. La justice avait aussi recours à eux et leur commandait des expertises qui devaient entraîner la conviction des magistrats. Il y a donc deux parties très distinctes à établir dans l'étude de ce chapitre : une première, consacrée à l'examen des connaissances et des théories en vigueur au xviie siècle et que leurs auteurs ont exposées dans les livres scientifiques qui nous sont parvenus. Nous y verrons la division des poisons, leur action sur l'organisme, les antidotes officiels. Dans un second paragraphe nous nous occuperons de la médecine légale proprement dite ; nous étudierons les rapports judiciaires concernant : soit l'expertise des drogues et les expériences nécessaires pour en découvrir la nature, soit la visite des malades empoisonnés, soit enfin l'autopsie des corps soupçonnés d'être morts « par le poison ».

§ I.

**L'histoire de la toxicologie. — Ambroise Paré et ses successeurs : Gendry et Devaux. — Les poisons secs ou humides. — Antidotes.**

Ambroise Paré a créé la médecine légale française. Avant lui, cependant, Arnaud de Villeneuve, en 1475, avait traité, mais superficiellement, la question des poisons. Plus tard, en 1563, Cardan et en Italie, Fabrice d'Aquapendente, Santia Ardogni, Ponzetti (1492) s'étaient occupés du même sujet. Mais tous s'effacent devant Paré, qui devait établir les lois de la médecine légale ; tout ce qui a trait aux blessures, aux submersions, etc.. peut encore être mis à profit aujourd'hui. En ce qui concerne spécialement la toxicologie, il a été écrit tout un chapitre qui est resté pendant longtemps classique à l'École de Paris, et que les maîtres recommandaient encore plus d'un siècle après.

Il fallait d'ailleurs, ce qui peut aujourd'hui paraître étrange, une certaine audace pour publier un pareil traité sur une question aussi délicate. Pendant longtemps, en effet, les écrivains ont cru qu'il valait mieux, dans l'intérêt de l'humanité, faire le silence sur ces faits d'empoisonnements, de peur d'en faire profiter, par leur divulgation, de nouveaux criminels. Voltaire au siècle dernier, pouvait encore écrire, en parlant des Borgia et de la Toffana: « Il serait plus facile qu'on ne croit de pénétrer ces prétendus secrets; mais ceux qui savent quelque chose sur ces objets doivent avoir la prudence de se taire, ce n'est pas qu'il ne soit pas utile que ces vérités soient connues, comme toute autre espèce de vérité, mais on ne doit les publier que dans des ouvrages qui fassent connaître en même temps le danger, les précautions qui peuvent en préserver, et les remèdes » (Voltaire, Dict. Philos.). Les progrès de la toxicologie ont aujourd'hui fait justice de ces craintes qui nous paraissent puériles, mais qui n'étaient alors que trop justifiées.

Aussi Paré écrit-il, en tête de son livre XXI : « Cinq choses m'ont incité de colliger des anciens ce petit traité des venins dont la première est afin d'instruire le jeune chirurgien des remèdes qu'il doit user pour promptement survenir aux affligez, attendant le secours du docte médecin. La seconde afin qu'il puisse avoir vraie et exacte cognoissance de ceux qui pourroient estre empoisonnez, pour fidellement en faire rapport à justice, lorsqu'il en sera requis. La quatriesme afin que chacun se puisse préserver d'estre empoisonné et subvenir aux accidents. »

Et d'abord que doit-on entendre par venin ?

Sous cette rubrique, en effet, se range toute une série de corps étrangement disparates: Animaux venimeux, (reptiles, batraciens, poissons, insectes, etc.), Animaux électriques, (torpilles), Animaux fantastiques et légendaires (la Licorne) (1); puis toutes les substances qui constituent aujourd'hui les poisons proprement dits, d'origine animale (cantharides), végétale ou minérale.

Pourquoi donc classer dans une même catégorie des éléments aussi dissemblables, depuis l'arsenic jusqu'au rhinocéros? C'est que, pour les médecins du XVIᵉ siècle, toutes ces substances, tous ces corps sont autant d'ennemis de l'organisme, d'adversaires toujours victorieux. D'où cette expressive comparaison: « Et dirons premièrement que venin ou poison est une chose laquelle estant entrée ou appliquée au corps humain a la vertu de combattre et de vaincre: non plus ny moins que le corps est victorieux de la nourriture qu'il prend journellement, qui se fait par qualitéz manifestes ou par propriétéz occultes ou secrettes. Le Conciliateur, au livre qu'il a fait de venins, dit que tout venin pris dans le corps, de toutes ses propriétez est du tout contraire à la viande, de laquelle nous sommes nourris. Car, comme la viande se convertit en sang, et rend toutes les parties semblables aux membres, lesquels principalement elle nourrit, se mettant au lieu de ce qui continuellement s'écoule de notre corps, se résout et consomme. Aussi, le venin, tout au contraire transmue le

---

(1) Plusieurs animaux avaient une extraordinaire réputation : le basilic en particulier, dont un seul regard foudroyait l'audacieux qui osait l'approcher. — Le discours sur la licorne, d'Ambroise Paré, est peut-être le plus beau monument de littérature scientifique, mais aussi d'ignorance, que nous ait laissé le XVIᵉ siècle.

corps et les membres qu'il touche en une nature particulière et venimeuse : donc, ne plus ny moins que tous
animaux et tous fruits que la terre produit, se pouvant
convertir en aliments, si nous les mangeons, se tour-
nent en nourriture ; aussy, à l'opposites les choses venimeuses prises dedans le corps rendent tous les membres de notre corps venimeux, aussy le venin, par sa
plus grande force surmonte nostre substance et la convertit en sa nature venimeuse. »

Cette opinion, fort ingénieuse, après avoir été
décriée jusqu'à la découverte des microbes et de leurs
produits, ne pourrait-elle être relevée de l'injuste oubli
où elle était tombée ? En généralisant cette théorie, en
l'appliquant non plus aux venins, mais aux maladies
infectieuses, ne doit-on pas voir dans Paré, le précur-
seur des savants qui isolent les toxines et montrent
leur action sur l'organisme ? La dernière phrase que
nous avons citée ne contient-elle pas, en substance, la
théorie infectieuse ?

Mais comment un poison très violent, dont une faible
quantité suffit à provoquer la mort, peut-il convertir tout
le corps en sa propre substance, bien mieux, comment
peut-il le faire enfler « comme une beste que l'on veut
écorcher et qu'on aura soufflée ? » Il ne peut être question, en 1575, de voie sanguine ou lymphatique ; aussi
Paré résout le problème en disant que le venin, gagne et
transforme « ce qui de prime-face lui vient au devant. »

Puisque tous ces venins agissent tous de la même
façon, en luttant victorieusement contre l'organisme, il
doit y avoir une série de symptômes communs à tous

les modes d'intoxication ; ce sont, d'après les auteurs des XVIᵉ et XVIIᵉ siècles : grande pesanteur en tout le corps,.. « on se déplait à soy même » goût horrible à la bouche, changements de couleur de la face, nausées, vomissements, vertiges, syncopes, sueurs froides, etc...

Gendry, en 1650, insiste également sur ces signes spéciaux de l'empoisonnement, quel qu'il soit : ou bien la mort est instantanée, ou bien elle est tardive, et alors « la face s'enfle, le nez distille des sérosités sanglantes, le front se ride, les yeux rougissent, le teint de la peau noircit, et après de violents efforts d'éternuer (*sic*), la vie finit par des sanglots ».

Le célèbre Devaux, en 1693, reconnaît qu'il est bien difficile d'indiquer des symptômes certains d'empoisonnement ; cependant, pour lui, la brusque explosion des accidents est un excellent symptôme ; subitement le malade éprouve des vertiges, convulsions, tremblement, hoquet, crampes d'estomac ; l'urine se supprime, la soif est ardente, les selles nombreuses et fétides, les extrémités se refroidissent, le ventre se ballonne, les lèvres et le gosier enflent et noircissent, et la mort survient dans le coma.

Il faut bien avouer que ces notions cliniques sont bien imparfaites et bien obscures ; nous comprenons maintenant pourquoi les diagnostics étaient toujours hésitants et indécis sur ce sujet ; pourquoi les rapports médico-légaux n'étaient pas très convaincants ; pourquoi tant de fausses accusations d'empoisonnement furent portées : la mort de Madame nous en a donné le plus probant exemple.

Ainsi donc il y avait, dans l'esprit des toxicologues du XVIIᵉ siècle une substance qu'on appelait le poison, ou mieux, le venin, substance qui revêtait diverses formes, suivant que celle-ci agissait de telle ou telle façon. On distingue : les poisons chauds qui brûlent, excorient, corrodent l'estomac ; ils sont secs, enflamment et rendent furieux : ce sont les corrosifs, la plupart des poisons minéraux, les excitants du système nerveux, les cantharides, etc... D'autre part, il y a les poisons humides et froids : ce sont les dépresseurs et hyposthénisants, ciguë, pavot, morelle, jusquiame, mandragore, et ceux qui provoquent une gangrène humide puis les venins des animaux.

Cette grande division bien établie et admise par Paré et ses successeurs, nous trouvons chez eux une étude des différents poisons connus, et leur mode d'action spécifique. Nous avons cru intéressant d'en donner un résumé succinct, d'après Paré. C'est le complément du précédent chapitre, où nous avons étudié ces différents agents toxiques, non pas d'après les données scientifiques, mais d'après les aveux des accusés. Nous aurons ainsi une juste idée des connaissances toxicologiques du XVIIᵉ siècle, aussi bien chez les criminels que chez les médecins.

POISONS VÉGÉTAUX.

*Apium risus* (Sardoine). — Rend les hommes insensés ; induisent une convulsion et distension des nerfs telle que les lèvres se retirent, en sorte qu'il semble

que le malade rit. D'où le rire sardonique. Son « bé-
hazar » est le suc de Mélisse.

*Napellus* (Aconit). — Tue en un jour ; sinon, donne
la fièvre hectique ou le mal caduc : sert à empoisonner
les flèches des barbares. Exophtalmie, vertiges, syncopes, asthénie musculaire, coma, mort.

*Solanum manicum* (Mortale). — Goût de lait dans la
bouche, sanglots continuels, crachements de sang ; selles
baveuses ; « un drachme provoque des visions plaisantes ;
trois, la folie ; quatre, la mort. » (D'après Dioscoride).

*Jusquiame.* — Ivresse, tremblement ; les malades
sortent tellement « hors du sens, pensent qu'on les
fouette partout le corps, bégayant de voix, et bramant
comme ânes, et hennissant ainsi que chevaux ».
(D'après Avicenne.)

*Champignons.* — Tous vénéneux, sont une pituite ex-
crémentitielle de la terre et des arbres sur lesquels ils
naissent.

*Ephemerum* (colchique). — Urticaire, selles sanglantes avec raclures de boyaux.

*Mandragore.* — Effet déprimant, anesthésique, recommandé pour diminuer la sensibilité au cours des
opérations chirurgicales.

*Pavot noir.* — Ne peut passer inaperçu dans un breu-
vage, sommeil profond, mais agité, sueurs profuses ;
signes d'une mort prochaine : souffle lent, ongles ternes,
nez tors, yeux enfoncés.

*Ciguë.* — Trouble l'entendement, offusque la vue,
provoque le hoquet. Convulsions, mort. Antidotes :
thériaque et gentiane (Aponensis).

*Aconit* (1). — Laisse un goût astringent puis amer. Vertiges, démence, vomissements, diarrhée, ballonnement du ventre, tremblement, mort.

POISONS MINÉRAUX

*Sublimé* (Arsenic sublimé). — Gosier et langue âpres, comme s'ils avaient bu du jus de cormes vertes(?), soif insatiable, l'estomac est corrodé et ulcéré, enflure de la langue, défaillances cardiaques, suppression d'urine, dyspnée, convulsions, hémorragies diverses.

*Orpiment* (Arsenicum des Grecs). — Mêmes symptômes.

*Réalgar*. — Soif, ardeur des extrémités, si la guérison survient, il reste une paralysie par véhémentes ressiccation et contraction des jointures.

*Vert de gris*. — Suffocations.

*Litharge*. — Suppression d'urine, pesanteur d'estomac.

*Limeure de plomb*. — Constipation opiniâtre.

*Céruse*. — Hallucinations, urines sanglantes.

*Écailles d'airain*. — Flux du ventre et vomissements.

*Aymant*. — Folie.

*Plâtre*. — Suffocation, étranglement.

*Diamant* (en poudre). — Fongus de l'estomac, vomissements, mort par obstruction.

---

(1) Nous n'avons pu savoir la différence qui existait entre l'aconit et le napellus. Il arrive parfois, lorsque l'on parcourt les traités des anciens, que les dénominations scientifiques ne désignent pas les substances ainsi appelées

POISONS ANIMAUX.

*Cantharides*. — Très venimeuses, aussi bien par ingestion que par application en un point quelconque du corps. Goût de poix noire fondue ; maux d'estomac et de foie. Fièvre ardente, délire furieux et, par dessus tout : « Quant aux parties dédiées à l'urine, cause grande inflammation, excoriations et ulcères, avec une extrême douleur, érection de la verge et tumeur aux hommes..., et aux femmes, de toutes leurs parties génitales, ce qui fait que l'urine sort en moins grande quantité, et encore le peu qui en sort est sanguinolente, voire souventes fois, les patients pissent le sang tout pur, et quelquefois aussi, les conduits de l'urine sont du tout estoupés dont s'ensuit gangrène et mortification, et par conséquent la mort. »

*Traitement* : Vomitifs, lait, huile d'olive, thériaque, injections urétrales.

Dans cette nomenclature, nous n'avons relevé que les substances vraiment toxiques, laissant à dessein de côté le discours sur la Licorne, les morsures des animaux venimeux ou non, etc., bref tout ce qui n'est pas empoisonnement criminel.

On voit, par cette énumération succincte, que les médecins n'étaient guère plus savants que les criminels, et qu'ils devaient être bien embarrassés, en s'appuyant

---

aujourd'hui. C'est ainsi que le nom de sublimé s'appliquait aussi bien au chlorure mercurique qu'à l'acide arsénieux (arsenic sublimé).

sur des connaissances chimiques aussi vagues, de poser
un diagnostic certain d'empoisonnement et d'en indiquer
la nature.

Les remèdes qu'ils pouvaient offrir aux victimes
n'étaient pas non plus très efficaces.

Voici d'abord des conseils pour « se donner garde
d'être empoisonné » ; il est souvent, reconnaît Paré,
très difficile de soupçonner même l'attentat dont on va
être victime ; il avoue que les méchants, et en particulier
les parfumeurs, sont d'une habileté extraordinaire qui
déroute tous les experts ; cependant, en règle générale,
il faut se défier des mets épicés, des ragoûts, des salmis, des relevés, où l'on peut facilement glisser une
eau ou une poudre toxique (c'est dans une tourte que la
Brinvilliers essaya d'empoisonner tous ses hôtes) (1).
« Et partant, ceux qui craignent d'être empoisonnez,
comme souvent advient aux prélats et bénéficiers pour
avoir leurs dépouilles, doivent se garder des sauces de
haut goût. »

Comme préservatifs : un bon consommé, un verre de
Malvoisie, de la thériaque, de la conserve de roses, des
noix, des figues sèches.

Comme agents thérapeutiques, dès qu'on a le moindre
soupçon : un purgatif énergique, de l'huile en grande
quantité pour isoler la muqueuse intestinale, un vomitif
immédiat ; et des matières vomies on pourra déduire le
poison (se baser pour cela sur la couleur, l'odeur, etc.),

-----

(1) Voir dans le Plumitif de la Tournelle (Bib. Nat. Imprimés 14055),
l'histoire de la tourte de Villequoy.

agir en conséquence en prenant les antidotes spécifiques
(des herbes en général). Sous aucun prétexte, ne jamais
saigner, contrairement à l'habitude de tous les médecins ; si possible, se faire suer en se plongeant dans
de grands bains, ou en se faisant mettre dans le ventre
d'un animal tué à l'instant. C'est le remède que, dit-on,
employa César Borgia pour échapper à une mort certaine, lorsqu'il eut pris avec son père du poison, qui lui
fut versé par mégarde (1) ?

Telles sont les connaissances toxicologiques d'Ambroise Paré au sujet de ces mystérieux empoisonnements. Ce sont elles qui devaient encore faire la loi au
XVIIe siècle, au moment de l'affaire des Poisons. Nous
allons voir maintenant comment les experts les utilisaient pour rédiger leurs rapports médico-légaux.

----

(1) Il est faux que César ait été empoisonné ainsi que son père le pape
Alexandre (voir note p. 58). Cependant, il est bon de rapporter ici cette
légende, car elle montre que la pratique était courante de se faire mettre dans
le ventre d'une mule ou d'une génisse.

## § II.

### Les rapports médico-légaux.

Au XVII° siècle la justice pouvait demander trois
choses à un expert : un examen de drogues, un diagnostic sur la maladie d'un plaignant se disant empoisonné,
l'autopsie d'un cadavre soupçonné d'être mort par le
poison.

C'est la première expertise qui de beaucoup fut la
plus fréquente ; au cours du procès de l'affaire des Poisons, le procureur de la Chambre ardente ne manqua pas
de perquisitionner chez tous les accusés et de faire saisir
toutes les substances suspectes ; les médecins et apothicaires, experts ordinaires de la chambre, devaient en
indiquer la nature et surtout la valeur toxique. Aussi
trouve-t-on dans les archives manuscrites conservées à
l'Arsenal un certain nombre de ces rapports médico-
légaux ; nous en avons rapporté les principaux en pièces
justificatives ; ils sont tous inédits.

Nous avons retrouvé dans le livre de Gendry (maître
chirurgien d'Angers, et commis du premier médecin
du Roy pour les rapports et vérifications d'iceux faits
par authorité de justice : Les moyens de bien rapporter
à Justice, Angers, 1650) un modèle de rapport de poudres

empoisonnées, mais sans aucun détail, qui montre les procédés employés par les experts pour arriver à leurs conclusions. Les rapports de la chambre ardente sont plus explicites. Les médecins se basaient, pour reconnaître les poisons, sur trois propriétés des corps : leurs propriétés physiques (couleur, odeur, pesanteur), leurs propriétés chimiques (essai au feu, à la pièce), leurs propriétés toxicologiques (épreuve sur un animal ou même sur un homme).

Les propriétés physiques étaient les premiers indices qui mettaient les experts sur la voie : souvent même ils ne poussaient pas leurs investigations plus loin et reconnaissaient ainsi la plupart des poisons : par leur couleur ils distinguaient l'orpiment, le réalgar, les cantharides, l'arsenic blanc, le sublimé ; par la pesanteur ils jugeaient même de la nature de la substance incriminée (cf. pièce n° 2) ; par l'odeur ils reconnaissaient toutes les essences employées couramment chez les parfumeurs (pièces n°s 1 et 5), les matières fécales desséchées, etc.

Mais l'expertise devient alors scientifique, lorsqu'on utilise les propriétés chimiques du corps ; malheureusement celles-ci sont peu connues : « dans l'eau la pesanteur du poison le jette au fond, elle reste supérieure, il obéit, il se précipite et prend le dessous. L'épreuve du feu n'est pas moins sûre, il évapore, il dissipe et il consume ce qu'il y a d'innocent et de pur et il ne laisse qu'une matière âcre et piquante et qui seule résiste à son impression » (collection Morel de Thoisy, procès de la chaussée). Voici tout ce qu'on savait du poison de la Brinvilliers : « Il se joue de toutes les expériences ; il nage sur l'eau, il est supérieur et fait obéir les éléments ; il se sauve de l'expérience du feu et ne laisse qu'une matière douce et innocente. » Ce sont là des données bien imparfaites pour retrouver aujourd'hui la recette de Glazer.

D'après ces connaissances chimiques les experts devaient préciser et indiquer nettement la nature de la drogue soumise à leur examen ; rien d'étonnant, d'après cela, à ce que leurs conclusions aient été si souvent incertaines.

Cependant, l'épreuve du feu leur donnait de bons résultats pour la recherche de l'arsenic. On sait que ce corps, mis sur le feu, répand une odeur alliacée très prononcée. Cette propriété était connue au XVII° siècle ; c'est ainsi que, comme on peut le voir dans la pièce n° 2, les experts mettent sur une pelle rougie au feu une petite partie de cette matière blanche inconnue, et ils trouvent qu'elle « a rendu une grosse fumée épaisse et de l'odeur d'aille qui est la marque de l'arsenic, laquelle circonstance, avec la pesanteur et la blancheur de la matière, leur donne bien de juger que c'est de l'arsenic ».

Les acides étaient aussi reconnus, grâce à leurs propriétés chimiques. C'est ainsi que, chacun des experts « séparément mit de la dite eau sur une pièce de quatre sols et sur le carreau, près le feu où elle a fait ébullition, noircy et corrodé la dite pièce ; ont dit tous... que c'est de l'eau forte » (voir même pièce n° 2).

A part l'épreuve de l'eau et celle du feu, qui pou-

vaient parfois renseigner les médecins, ils n'avaient à
leur disposition aucun autre procédé chimique ; aussi,
pour pouvoir juger non plus de la nature, mais de la
valeur toxique de la drogue, faisaient-ils des expériences sur des animaux ; ils en concluaient alors que la
matière soumise à leur examen était ou n'était pas du
poison.

On trouvera dans de nombreuses pièces le compte-
rendu de ces expériences (pièces 6, 7, 8, etc...) Le plus
souvent, on se servait d'un chien ; car, dit Devaux,
c'est l'animal qui se rapproche le plus de l'homme,
puisqu'il prend la même nourriture que lui. On donnait donc à cet animal, dont on avait toujours grand
soin de noter la couleur et la constitution vigoureuse,
une partie de la drogue mélangée à ses aliments. S'il
paraissait incommodé, s'il vomissait, s'il était faible,
abattu, fort pesant, on concluait au poison.

Or, cette expérience qui peut aujourd'hui donner de
bons résultats, et surtout confirmer un diagnostic établi
sur une série d'expertises chimiques, ne pouvait guère,
au XVIIe siècle, être d'une rigoureuse exactitude. On
donnait à l'animal une partie soit des matières vomies,
soit de celles retrouvées à l'autopsie dans l'estomac et
l'intestin. Or, Devaux et ses élèves ignoraient que ces
matières sont susceptibles de subir des altérations et
d'acquérir ainsi une grande toxicité : il faut pour que
l'expérience sur le chien ou tout autre animal réussisse,
que le liquide ait été débarrassé de toute substance
putride ; seule conclusion rigoureuse à cette condition
(Fouchet). Donc, telle matière vomie ou extraite d'un vis-

cère, d'inoffensive qu'elle était peut devenir extrêmement virulente ; les conclusions obtenues par les experts
du XVIIe siècle devaient donc forcément être fausses.

Une fois même (voir pièce n° 1) les experts jugèrent
nécessaire de pousser plus avant leurs expériences. Ce
ne fut plus un chien, mais un homme qui servit de
sujet. On appliqua sur le bras de l'homme une pâte
fabriquée avec la matière incriminée ; on la laissa un
quart d'heure ; quand on retira cet emplâtre, le bras
était rouge, échauffé, et on nota même un bubon sur
la peau. On conclut à un dépilatoire.

Ces exemples nous montrent quelle indécision,
quelle incertitude les experts apportaient dans leurs
examens et leurs rapports ; il n'y a qu'à lire les différentes pièces justificatives pour voir qu'à chaque instant ils déclarent leur ignorance et s'avouent impuissants à éclairer la justice.

Mais ce fut surtout lorsqu'on leur confia l'analyse
de la recette de Glazer, ce fameux poison de Sainte-Croix
et de la Brinvilliers, qu'ils furent complètement déroutés. Guy Simon, marchand apothicaire dit avoir fait
diverses sortes d'épreuves : « la première en versant
quelques gouttes d'une liqueur trouvée dans l'une des
fiolles dedans de l'huile de tartre et dans l'eau marine,
et qu'il ne s'est rien précipité au fond des vaisseaux
dans lesquels la liqueur à été versée. La seconde en
mettant de ladite liqueur en [un matras] sur un peu de
sable, et n'a esté trouvé au fond du dit vaisseau aucune
matière aride (acide ?) ni âcre à la langue, et presque
point de saal (sel) fixe. La troisième épreuve sur un

poullet d'Inde, un pigeon, et un chien et autres animaux ; lesquels animaux estant morts, quelque temps après et le lendemain estant ouverts on n'a rien trouvé qu'un peu de sang caillé au ventricule du cœur.

« Autre espreuve d'une poudre blanche donnée à un chat dans un morceau de fressure de mouton, lequel vomit pendant demie heure, et trouvé mort le lendemain et ouvert sans qu'on ait trouvé aucune partie du poison.

« Une seconde espreuve de la mesme poudre ayant été faite sur un pigeon il en mourut quelque temps après, et ne fut rien trouvé de particulier sinon qu'un peu d'eau rousse dans l'estomach. » (Informations d'office faite sur l'épreuve des matières et liqueurs trouvées dans la cassette — Collection Morel de Thoisy).

Les experts avouaient leur impuissance : Glazer était leur maître ; son poison se dérobait à toutes leurs épreuves ; « il était vraiment insaisissable et diabolique. »

Les deux autres expertises que la justice demandait aux médecins n'étaient guère plus concluantes. Lorsqu'il s'agissait de dire si oui ou non un homme avait été empoisonné, malgré cependant qu'il n'en fût pas mort, on se basait, comme nous l'avons vu plus haut sur la brusque explosion des accidents, sur les signes généraux (lypothymies, syncopes, petitesse du pouls, etc., etc...), sur les vomissements, et là encore, on avait recours à l'expérience sur un chien ; on lui faisait avaler une partie des matières vomies, et si à son tour il était incommodé, le diagnostic était confirmé. D'ailleurs ce genre d'expertise était très rare, nous n'avons pu en

relever qu'un seul modèle, dans le livre de Devaux (1).
(V. la pièce justificative n° 2).

Enfin la justice pouvait demander aux médecins de pratiquer l'autopsie d'un corps, soupçonné d'avoir succombé à une tentative d'empoissonnement. Il s'agissait alors de faire preuve de connaissances anatomo-pathologiques. La toxicologie, *post mortem*, ne comportait à cette époque que l'inspection du cadavre et des principaux organes ; on ne pratiquait sur eux aucune expérience, et chose curieuse, les médecins qui reconnaissaient l'arsenic en le faisant calciner, ne songèrent jamais à traiter de la même façon les liquides ou les parois de l'estomac.

Les experts examinaient d'abord le cadavre, notaient le ballonnement du ventre (signe important pour eux), la couleur de la peau, l'altération de la figure, etc..., puis ils examinaient avec soin l'état de la bouche, de la langue, de la gorge ; pour eux la noirceur et l'enflure de ces parties étaient caractéristiques : ils concluaient formellement au poison.

---

(1) Voici comment furent rapportés les derniers moments des deux frères de la marquise de Brinvilliers, qu'elle empoisonna : il paraît que les trois derniers jours du feu lieutenant civil, il amaigrit, il desscha, il perdit l'appétit, vomissait souvent, bruslait dans l'estomac, tout noir, s'en allant en morceaux et pareillement le duodénum, le foix gangrené et bruslé, laquelle altération a été causée par poison, ou humeur qui se corrompt parfois jusqu'au point de faire les mesmes effets que le poison. Que M. d'Aubray, conseiller, a été malade trois mois après la maladie violente et semblable à celle de son frère ; fièvre violente, grand dégout, le corps bruslé extérieurement et grillé, grande agitation de corps et d'esprit, qui est un signe presque équivoque de poison, qu'il arrive néanmoins qu'une cacochymie produise les mêmes effets (Bachot, médecin ordinaire, in Collection Morel de Thoisy).

Puis ils ouvraient le cadavre, et inspectaient l'estomac, le foie et le cœur.

L'estomac était vide, ou contenait du liquide ou des aliments. Par la couleur ou l'odeur, ils tentaient de connaître la nature du poison; mais ils s'attachaient surtout aux ulcérations et perforations de l'organe, qui était un signe précieux, en cas d'empoisonnement par les caustiques. L'examen portait aussi sur l'intestin supérieur : duodénum et jéjunum, dont ils notaient également les altérations. C'est ainsi qu'ils pouvaient facilement diagnostiquer l'intoxication par les acides, eau-forte, etc. Mais l'arsenic et l'opium, si souvent employés, se dérobaient forcément à leurs moyens d'investigations, si sommaires et si imparfaits.

Le foie et le cœur étaient également examinés, mais sans grand profit : le foie était plus ou moins altéré, ce qui leur permettait de rejeter le diagnostic d'empoisonnement ; le cœur contenait quelques caillots de sang, ce qui pouvait être un indice de poison.

L'expertise était finie. Restait à rédiger le rapport. On conçoit que, basé sur ces données si indécises, celui-ci ne pouvait être très affirmatif et ne pouvait être d'un grand secours pour les magistrats. Nous donnons aux pièces 10, 12 et 13, trois modèles de rapports d'autopsie, que nous avons recueillis dans les livres de Gendry et Devaux.

La Chambre ardente, dont nous allons examiner la procédure au chapitre suivant, n'eut d'ailleurs pas recours à ce genre d'expertise. Elle se borna à demander aux experts l'examen des drogues suspectes, et se contenta des déclarations des accusés pour prononcer leur condamnation. Ce qui nous paraît aujourd'hui profondément illégal et arbitraire, était alors dicté par le plus noble sentiment de justice et d'impartialité.

# CHAPITRE IV

## Le procès des empoisonneurs.

**La chambre de l'arsenal. — Sa création. — Sa procédure. — Interruption de ses séances. — Ses arrêts. — L'édit de 1682.**

La marquise de Brinvilliers avait été suppliciée en 1676. Jamais procès n'occupa davantage l'opinion publique. Les nobles attaches de l'accusée, la longue série de ses crimes fortuitement découverts, sa fuite et son séjour à l'étranger, son triste retour en France, captive entre les mains de Desgrez, ses innombrables tentatives de suicide, son repentir touchant, son courage stoïque à la question, enfin sa mort sur l'échafaud, l'apothéose du cadavre sur le bûcher, avaient passionné, puis ému les cœurs sensibles des contemporains. Le peuple allait criant qu'on avait brûlé une nouvelle Jeanne d'Arc ; seule, M<sup>me</sup> de Sévigné avait l'audace de plaisanter.

Le châtiment ne fut point exemplaire, car quelque temps plus tard le bruit se répandit que les crimes d'empoisonnement devenaient de plus en plus fréquents ; les confesseurs de Notre-Dame, effrayés des aveux de leurs pénitentes, trouvaient le secret trop lourd, et — sans plus préciser — croyaient devoir avertir les ministres Colbert et Louvois. Il fallait trouver un coupable : toute la bande serait bientôt à la Bastille.

Une traite interceptée fut le premier indice qui mit sur la voie ; on arrêta le porteur de la traite, Vanens, et le banquier Cadelan ; Bachimont ne tarda pas à les rejoindre en prison.

Louis XIV, informé de leurs crimes, résolut de les frapper sévèrement ; mécontent de la procédure instruite précédemment contre la Brinvilliers, il n'hésita pas à spolier le Parlement en lui retirant son droit pourtant absolu de justice : il reprochait surtout aux juges de la marquise de ne pas avoir pu lui arracher son secret, ni lui découvrir des complices encore vivants.

Il nomma alors une commission spéciale, chargée de connaître les crimes de Vanens, Cadelan et Bachimont. Elle fut composée de gentilshommes et conseillers d'Etat, créatures dévouées, qui, mieux que les robins de la Tournelle, sauraient enrayer le mal qui frappait la société.

Nous savons aujourd'hui ce qu'il faut penser de ces commissions spéciales, servilement soumises à la volonté expresse du souverain. On ne saurait trop les flétrir, car on ne peut, on ne doit leur reconnaître aucun pouvoir juridique. Tout tribunal, quel qu'il soit, doit être indépendant et libre. Aujourd'hui, le juge tient ses pouvoirs de la nation qui a accepté la constitution. Au xviie siècle, le juge était soit un membre du Parlement, soit un bailli, sénéchal ou prévôt, élu par le grand Conseil, ou ayant acheté sa charge. Il y avait en effet deux juridictions : l'une, celle du Parlement, pour les ecclésiastiques et gentilshommes ; l'autre, celle du Châtelet et de la Tournelle, à Paris, pour les accusés de droit commun.

L'une et l'autre étaient d'ailleurs indépendantes, dans la limite que leur imposait un monarque omnipotent : la justice était l'unique garantie des sujets ; seul, dans le royaume, le Parlement pouvait parler haut ; il faisait des remontrances et se refusait à enregistrer les édits royaux.

Plus d'une fois cependant, le pouvoir central arrache au Parlement son incontestable et souverain droit de justice. Chaque fois qu'il doute de la complaisance des robins, il crée une commission qui condamnera suivant son bon vouloir ; les Templiers, Enguerrand de Marigny, Montaigu, n'eurent d'autres juges que ceux nommés par leur ennemi : le roi.

Au XVIIe siècle enfin, quelques années avant l'affaire des Poisons, en 1661, Foucquet, presque acquitté par ses « juges naturels » (il était simplement puni d'exil), ne fut-il pas — suprême déni de justice — enfermé à Pignerolles pour une longue captivité, par ordre formel de Louis XIV ?

Celui-ci pouvait donc invoquer des précédents : en instituant la Chambre de l'Arsenal, il suivait l'exemple de Philippe le Bel, de Philippe le Long, et de bien d'autres. Le décret de 1679 n'en fut pas moins illégal, si toutefois ce n'est pas un anachronisme que de parler d'illégalité sous un règne de droit divin (1).

---

(1) Le décret qui instituait la chambre des poisons est d'ailleurs en con-

Aussi le Parlement protesta. Son président défendit ses prérogatives : « il représenta au roi le coup que recevrait le Parlement qu'on privait ainsi de sa pâture accoutumée, et a vanté sa justice immaculée afin qu'on lui épargnât cette honte et cet affront » (Relations des ambassadeurs de Venise, cf. pièce justificative n° 15). Rien ne fléchit Louis XIV. La chambre ardente fut créée.

Elle était composée de conseillers d'État et de maîtres des requêtes. Les premiers furent MM. Boucherat, de Breteuil, de Bezons, Voisin, de Fieubet, le Pelletier, Pommeret, Dargouges ; les maîtres furent : de Fortid, de la Reynie, Turgot, de Sène, de Thuiz, d'Ormesson ; le procureur fut Robert ; de Perez, son substitut ; Sagot, le greffier.

Les lettres patentes furent datées de Saint-Germain,

---

tradiction avec l'ordonnance criminelle de 1670 ; la Chambre de l'Arsenal eut à juger (V. plus loin) empoisonneurs, devins, sacrilèges, faux monnayeurs, etc. Or, l'ordonnance de 1670 dit :

TITRE PREMIER

Art. 11. — Nos baillis, sénéchaux et juges présidiaux connoitront primitivement à nos autres juges et à ceux des seigneurs, des cas royaux qui sont le crime de lèze-majesté en tous ses chefs, *sacrilèges avec effraction*, rébellion aux mandements émanés de nous ou de nos officiers, la police pour le port des armes, assemblées illicites, séditions, émotions populaires, force publique, *la fabrication, l'altération ou l'exposition de fausses monnoies*, correction de nos officiers, malversations par eux commises en leurs charges, *crimes d'hérésie, trouble public fait au service divin*, rapt et enlèvement des personnes par force et violence, et autres cas expliqués par nos ordonnances et nos règlements.

21. — Les ecclésiastiques, les gentilshommes et nos secrétaires pourront demander en tout état de cause, d'être jugés, toute la grande chambre du Parlement, où le procès sera pendant, assemblée.

le 7 avril 1679, et enregistrées bon gré mal gré par le Parlement. Nous n'avons pu d'ailleurs les retrouver.

La commission devait uniquement s'occuper des trois accusés : Vanens, Bachimont et Cadelan. Mais bientôt leurs aveux compromirent un grand nombre de personnes ; on ne pouvait juger les uns, sans les autres. La Chambre vit ses pouvoirs amplifiés par lettres patentes du 24 février 1680 : « Il a été reconnu qu'un grand nombre de personnes différentes étaient engagées dans ce malheureux commerce ; en raison de quoy lesdits commissaires avoient décrété différents particuliers chargés non seulement d'empoisonnements et maléfices, mais aussy de la fabrication et débit de fausse monnoye, et d'avoir commis des sacrilèges et impiétez et prophanations, par paroles, invocations, billets ou autres pratiques criminelles. A quoy Sa Majesté voulant pourvoir, elle attribue par ses présentes lettres auxdits commissaires déjà nommés par ses précédentes lettres patentes du 7 avril 1679, toute cour et juridiction pour continuer d'instruire, juger et parfaire le procès aux coupables des crimes ci-dessus énoncés, circonstances et dépendances, à l'exclusion de tous autres juges » (Archives de la Préfecture de Police).

La Chambre de l'Arsenal avait donc pleins pouvoirs : elle jugea 337 accusés. La procédure suivie fut celle en usage au XVIIe siècle, celle édictée par l'ordonnance criminelle de 1670 (Cf. Isambert, *Recueil des Lois françaises*). En outre, pour impressionner les coupables, pour donner aux séances un éclat lugubre et solennel, le tribunal siégeait dans une salle de l'Arsenal, tendue

de noir, éclairée par des flambeaux. C'est là que se suc-
cédèrent, au banc d'infamie, les avorteuses et empoisonneuses vulgaires, des abbés indignes, des courtisans
et des seigneurs illustres, le maréchal de Luxembourg,
entre autres. Ce dernier, maréchal et pair de France,
duc de Montmorency-Boutteville, connut cette honte
d'être dénoncé à ces robins d'occasion, et d'être ques-
tionné par eux : ils n'osèrent d'ailleurs rendre aucun
arrêt ni pour, ni contre lui, et il revint à la cour et à
l'armée, malgré Louvois.

Les juges interrogeaient séparément les accusés,
puis les « recollaient », les confrontaient. Mais les procès
traînaient en longueur ; quelques-uns durèrent plus de
deux ans, et les coupables attendaient à Vincennes ou
à la Bastille la faveur d'un jugement.

Enfin, comme dernier moyen de procédure, il restait la torture. Nous n'insisterons pas sur ce point ; on
sait aujourd'hui le cas qu'il faut faire des aveux arra-
chés par la souffrance ; on sait combien ce mode d'interrogatoire est en contradiction avec l'idée même de
justice. Il convient cependant de faire remarquer qu'en
1679, la question est un châtiment expressément ordonné par le jugement définitif, et les déclarations que
les coupables veulent bien faire dans les tourments ne
servent qu'à confirmer l'opinion préformée des juges.

Il semble bien d'ailleurs que la question ordinaire
ou extraordinaire ne fut pas la même pour tous les condamnés : tandis que la Vigoureux succombait sur le
« matelas », la Brinvilliers, qui devait subir le plus cruel
supplice, celui de « l'eau », ne paraît pas en avoir au-

trement souffert, et malgré les « potées » qu'on avait dû lui faire avaler, elle fut d'une extrême loquacité envers son confesseur Pirot. Très certainement, le bourreau la ménagea : c'était, ne l'oublions pas, une marquise qu'il torturait.

Telle était la procédure suivie; en outre, les juges employaient des experts, pour établir leur opinion. Dans les procès de droit commun, ceux-ci étaient des officiers accrédités auprès des tribunaux du Châtelet ou de la Tournelle. Ils formaient une officialité, à charge héréditaire, composée, en 1674, de deux médecins et de quatre chirurgiens. Les juges, sous peine d'amende, devaient les consulter.

Ce ne furent pas ces experts ordinaires que l'on chargea de l'affaire des Poisons. La Chambre nomma à cet effet des médecins (Fresquières et Dugué), des apothicaires (Simon et Geoffroy), qu'elle commit à l'examen des drogues suspectes, aux autopsies, etc. Nous avons vu au précédent chapitre les conclusions habituelles de leurs rapports ambigus et équivoques.

Ainsi constituée, la Chambre ardente de l'Arsenal, chambre des poisons, siégea pendant trois ans. Le roi lui avait bien recommandé de « faire une justice exacte, sans distinction de personne, de conditions ni de sexe ». A plusieurs reprises, il renouvela ses prescriptions. Lui-même fut bientôt obligé de les transgresser.

Les déclarations des accusés devenaient de plus en plus graves: les complices, qui vendaient le poison ou exécutaient les sortilèges pour le compte des nobles, racontèrent ingénument toute l'affaire ; des noms mystérieux furent prononcés. Bientôt enfin, le roi aprit que lui-même, à Saint-Germain, avait failli être victime d'un attentat perpétré avec l'aide de ces empoisonneurs vulgaires, mais dont l'instigateur était très haut placé à la cour. Ceux-ci accusèrent bientôt formellement M<sup>mes</sup> de Montespan et de Vivonne d'avoir voulu ensorceler, puis empoisonner le roi.

Que se passa-t-il exactement ? Il est aujourd'hui impossible de le savoir. Louis XIV fut-il vraiment l'objet d'une pareille tentative criminelle ? Les documents sont contradictoires qui pourraient l'affirmer. Colbert, connaissant l'influence de la Montespan sur l'esprit du roi, sachant sa disgrâce prochaine, s'il se faisait une ennemie de la favorite, écrivit lettre sur lettre en protestant toujours de l'innocence de la marquise, et en traitant ces accusations portées contre elle, comme de pures calomnies.

Louis XIV, qui aimait véritablement la Montespan, crut plus facilement Colbert que la Voisin. Cependant, pour éviter le scandale, il interrompit les séances de la Chambre ardente ; il se fit apporter toute la procédure qui avait trait à ce point si délicat de l'affaire, défendit qu'on en prît un double, puis la fit brûler devant lui. « Sa Majesté étant en son conseil, après avoir vu et examiné les minutes et actes qui lui ont été remis par M. le Chancelier, et les avoir fait brûler en sa présence, a ordonné et ordonne que G... et ses enfants, et successeurs, et ayant cause, demeureront bien et valablement déchargés du coffre et des papiers qui y étaient con-

tenus » (Procès-verbal conservé aux Archives natio-
nales, publié par Ravaisson, *loc. cit.*).

Pendant plus de six mois, la Chambre ardente ne
siégea pas. Louis XIV craignait encore des révélations
scandaleuses (le poète Racine lui-même était compromis); ses conseillers l'incitaient à dissoudre ce tribunal
qui ne manquait pas de jeter un grand discrédit sur le
royaume. Cependant les accusés étaient toujours en
prison, attendant un jugement quelconque. Il fallait
trouver une solution.

Colbert qui ne se souciait guère de voir se renou-
veler les précédents scandales, proposa purement e
simplement « de ne rien juger, et d'envoyer toutes ces
canailles en les divisant en quatre parties, en Canada,
en Cayenne, en les isles d'Amérique et en celle de
Saint-Domingue (V. pièce n° 17) ». Le procédé était
expéditif; seule la justice y perdait ses droits. Pour
donner un semblant de légalité à la condamnation, il
offrit au roi de faire juger les coupables, enfermés à la
Bastille, pour un crime quelconque, qu'on leur repro-
cherait : il ne serait plus question d'empoisonnement.

Le roi fut plus juste que son ministre; très coura-
geusement, il rouvrit la Chambre ardente, le 19 mai
1681. Tous les accusés furent ainsi jugés dans le courant de l'année. Quelque temps plus tard, elle fut dis-
soute par lettres de cachet. Il restait bien encore quelques coupables sous les verrous, mais la mort mysté-
rieuse du duc de Savoie allait peut-être devenir le
point de départ d'un nouveau scandale. La Chambre
fut définitivement fermée.

Trois cent trente-sept personnes furent interrogées par ce tribunal d'exception. Deux cent dix-huit furent retenues préventivement en prison.

La plus grande partie des arrêts est perdue. Deux cent quarante-huit n'ont pas été retrouvés. Mais le petit nombre qui reste nous suffit à porter à notre tour un jugement, le jugement impartial de l'histoire, sur cette commission spéciale qui devait débarrasser le pays de ce nouveau fléau : les empoisonneurs.

Il est permis de dire aujourd'hui que les membres de la Chambre ardente sont loin d'avoir suivi à la lettre les recommandations du roi ; les accusés qui portaient un nom, ou qui étaient apparentés à de nobles familles, trouvèrent grâce devant ces terribles juges ; cependant quelques-uns, dont les crimes étaient trop grands, n'échappèrent pas au châtiment. Quand aux gens du peuple, sorciers ou devins qui faisaient commerce de poison, avorteuses, matrones éhontées, ils furent impitoyablement punis.

La Filastre, la Voisin, la Leroux, la Ferry, la Bosse, la Chéron, la Lepère, la Philbert, toutes entremetteuses, intermédiaires nécessaires pour la réussite des attentats, furent exécutées, pendues, ou brûlées en place de Grève.

Mais les autres, leurs clients, n'étaient pas moins coupables, sinon plus. A notre sens, les premières étaient de simples recéleuses, les seconds, les principaux acteurs responsables des crimes qu'ils commettaient ou faisaient commettre pour leur compte.

Vanens fut condamné aux galères perpétuelles ; Bachimont, simplement détenu à Besançon (et pourtant la rumeur publique l'accusait de l'assassinat du duc de Savoie). La présidente Leféron fut bannie. M^me Dreux, la femme du maître des requêtes, se vit « admonestée » puis revint à la ville; cependant elle avait empoisonné un officier et la fiancée de son amant. M^me de Poulail-lon, dont nous avons vu les tentatives répétées, sut « toucher ses juges par son esprit »; ils se contentèrent de l'exiler. Une autre, non moins coupable, la veuve d'un conseiller, accusée d'avoir fait disparaître sa sœur, fut condamnée « à s'abstenir de la ville, prévôté et vicomté de Paris, et à 1,000 fr. d'amende. » La duchesse de Bouillon, si arrogante, revint à la Cour; la duchesse de Vivonne ne fut pas inquiétée.

D'autres — des timides — s'enfuirent à l'étranger; on ne les y poursuivit pas: la duchesse de Polignac, la présidente Lescalopier n'eurent d'autre châtiment qu'une exécution... en effigie.

Quant aux ecclésiastiques, la justice leur fut plutôt clémente; les abbés Cotton et de Barges succombèrent sur le bûcher, mais Lesage fut enfermé à Besançon: Louvois, en écrivant au gouverneur Moncault, recommande bien de « le mettre au pain et à l'eau et de l'étriller matin et soir ». On infligea à l'abbé Deshayes trois ans de bannissement et 50 francs d'amende.

Sur les 54 nobles ou gens de qualité qui furent compromis dans cette triste affaire, bien peu reçurent le châtiment qu'une justice impartiale devait leur ré-server. Par contre, des 36 condamnés qui expièrent leurs crimes en place de Grève, la plupart étaient des gens du peuple, sans attaches nobiliaires, sans influence : ils n'avaient pas de pitié à attendre de leurs juges.

« Les principaux coupables, dit Ravaisson, appartenaient à la noblesse ou à la robe ; presque tous avaient dans la chambre des amis, clients ou parents ; le roi avait donné un exemple fâcheux en laissant échapper plusieurs personnes compromises ; les juges n'eurent pas le courage d'être plus sévères que lui, quand il s'agissait de déshonorer des familles qui leur étaient chères ; le poids des condamnations tomba presque en entier sur les misérables qui vendaient les poisons et fut léger pour ceux qui les avaient achetés ».

Ce tribunal, illégalement constitué, avait illégalement jugé.

Cependant le mal fut enrayé ; la mode des empoisonnements prit fin ; le résultat, demandé par Louis XIV, était obtenu, mais à quel prix !

Au mois de juillet 1682, le roi rendit sa fameuse ordonnance contre les devins, sorciers, magiciens et ceux qui faisaient commerce de poison. Ce fut l'épilogue de ce drame ; mais il venait trois ans trop tard.

# CHAPITRE V

## Conclusions.

I. — 1. En pleine apothéose du règne de Louis XIV éclate un effroyable scandale : l'affaire des Poisons. La cause ? La superstition grossière des esprits, l'illuminisme espagnol, l'ambition démesurée des dames de la Cour voulant conquérir le roi : en somme, crimes pseudo-passionnels. L'origine du poison ? L'Italie, la patrie des Borgia.

2. Deux catégories de coupables, très distinctes : les uns fabriquent et vendent le poison ; ce sont les matrones, avorteuses, sorcières, gens de la basse classe. Les autres sont les bénéficiaires du crime : nobles seigneurs et dames, qui se serviront du poison pour se débarrasser de leurs rivaux en amour ou en ambition.

II. — 1. L'arsenic est le roi des poisons : on l'emploie en poudre, en solution.

2. Mais les victimes se méfient : on empoisonne des vêtements, chemises et chaussons, que l'on trempe dans une solution arsenicale ; les lésions obtenues simulent la syphilis, la mort arrive et semble naturelle.

3. Enfin, les empoisonneurs subtils cherchent avec l'arsenic à obtenir des composés organiques, et à exalter la toxicité du métal toxique en en faisant une arsine. C'est le secret du « crapaud ».

4. Au second plan des poisons minéraux, il faut citer l'orpiment, le réalgar, le sublimé et surtout les acides, qu'on employait sous forme de lavement. Les expériences que nous avons faites démontrent qu'on peut, par un lavement acide, obtenir un rétrécissement aigu de l'intestin, et, par suite, provoquer la mort par obstruction.

5. Parmi les poisons végétaux, l'opium tient la première place : on l'associe à la mandragore et à l'ivraie, moins peut-être pour l'assassinat que pour le vol au narcotique.

6. Puis une quantité d'autres plantes, vireuses ou drastiques, complètent le bagage des empoisonneurs. Il faut citer en particulier les plantes exotiques qui, peut-être, ont procuré aux criminels un excellent poison. D'ailleurs, d'habiles alchimistes essayaient empiriquement d'extraire du végétable de la plante, l'alcaloïde, facteur principal de sa toxicité.

7. Parmi les poisons animaux, il n'y a guère que les cantharides qui soient couramment employées.

8. Enfin il y a toute une classe de substances que nous désignerons sous le nom de pseudo-poisons : aphrodisiaques divers, anaphrodisiaques, poudre de diamant, gant parfumé, etc.

Ce sont les alchimistes et souffleurs de verrerie, qui, sous couleur de recherches savantes, fabriquent la fausse monnaie et les poisons.

Les antidotes recommandés par les coupables (car ceux-ci s'empoisonnent mutuellement) sont puérils et inefficaces.

III. — 1. La toxicologie au XVII° siècle en est encore à ses débuts. C'est encore Ambroise Paré qui fait école. Ses élèves, Gendry et Devaux, s'inspirent de leur maître; leurs connaissances chimiques et cliniques, relatives aux empoisonnements, sont fort restreintes.

2. Aussi les expertises n'ont-elles aucune valeur. A signaler pourtant la recherche de l'arsenic par le procédé du feu, celle des acides par l'épreuve de la pièce. Les autopsies, en l'absence de toute anatomie pathologique, ne permettent pas des conclusions formelles.

IV. — 1. L'affaire des Poisons fut confiée à un tribunal d'exception, et, pour ainsi dire, illégal. Aussi les arrêts rendus par la Chambre ardente, écrasant les petits, ménageant les grands, sont frappés au coin d'une partialité condamnable.

Le mal fut cependant enrayé, et l'édit de 1682 acheva ce qu'avait commencé la Commission de l'Arsenal.

# PIÈCES JUSTIFICATIVES

# PIÈCES JUSTIFICATIVES

## N° 1

Procès verbal de visitte des drogues et pastes trouvées dans la cassette de la dame LARCHER.

Manuscrit inédit
Arsenal
[10.347 f. 635 a]

L'an XVI° quatre vingt le vingt huitième jour d'avril de relevée par devant nous Claude Bazin chevalier seigneur de Bizon conseiller ordinaire du Roy en ses conseils, commissaire députté par le Roy par lettres patentes du 7 avril 1679 et en nostre hostel seize rue d'Orléans en présence du procureur général du Roy en la commission, sont comparus suivant l'assignation a eux donnée par de la Rue huissier du Roy dans le conseil de jour d'hier en conséquence de l'arrest de la chambre du vingt septième jour de Mars dernier Guy Simon et François Mathieu Geoffroy appelez en partage expers nommés par ledit arrest ausquels aura esté fait lecture par maistre Jean Sagot greffier de la commission dudit arrest parlequel a esté ordonné que les choses et drogues trouvées dans une petite cassette de cuir noir une boeste de bois blanc apartenants a dame Larcher de l'assignation faite de Charles Larchier en quel jour au greffe seront veues visitées par les dits Simon et Geoffreoy.

Mesme d'icelles seront expériences s'il estoit trouvé par
eux à propos. Après laquelle lecture dudit arrest et que lesdits
expers ouï chacun séparément presté le serment de bien et fi-
delement procéder à la visitte ordonnée par ledit arrest a esté
représenté par ledit Sagot greffier une cassette de cuir noir
fermée à clef sur laquelle sont deux de nos cachets sur une
bande de papier appliquée sur ladite cassette et il y a une
boete de bois blanc fermée a deux crochets de letton sur laquelle est pareillement appliquée une bande de papier et aux
deux bouts d'icelle deux de nos cachets le tout sur de la cire
molle rouge lesquels cachets avons en la présence dudit procureur général recognu estre seings et entiers après laquelle
reconnoissance faite de nos dits sceaux et lesdits sceaux levés
et ouvertures ayant esté faite de la petite cassette de cuir noir
avecques la clef qui a aussy esté représentée par ledit Sagot
greffier. ont en ladite expertise procédé chacun séparément à
la visitte des drogues et choses estant en ladite petite cassette
de cuir noir et après l'examen ont dit aussy chacun séparément que dans ladite cassette de cuir noir la boëste de fer
blanc ronde qui s'y est trouvée contient une fiolle ronde de
verre dans laquelle il y a la pesanteur de six onces ou environ
d'huile de tartre tirée et de fayence. s'y est trouvée une autre
fiolle cassée dans laquelle il y a du lait virginal. plus s'est
trouvée une fiolle ronde où il y a de l'essence de tubereuze et
de jasmin plus une fiolle quarrée liée d'un ruban rouge dans
laquelle est une eau blanche au fond [635 b] de laquelle est
une poudre blanche        ?        ?              et ouverture
ayant esté faite de la boeste de bois blanc fermée a deux crochets de letton et les dits expers ayant veu et examiné chacun
d'eux séparément les drogues estans dans les pacquetz les

deux pacquetz de poudre blanche estant dans deux pacquetz
dans une boeste de sapin. plus les dits ont trouvé une petite
fiolle de verre dont deux fermées avec de la cire d'aspect
rouge et l'autre couverte de cuir ou il y a de l'eau claire sans
couleur ont dit chacun séparément que la poudre blanche estant dans les dits deux petits pacquetz est poudre de seel po-
licesse ou quelque seel fixé. et que ce qui est dans les trois
petittes fiolles sont des eaux de senteur et qu'il n'y a rien
dans tout ce qui reste qui soit pour aucun mauvais usage et a
l'esgard d'une fiolle de matière ronde dure et blanche en dehors de la grandeur de la paume de la main ils ne peuvent quant
à présent dire ce que c'est. on a pu la casser et mis dans de l'eau
en dissolution une petite partie. elle est    ?    ?    ?    par
le premier    ?    et leur a paru être leur matière mixtionnée
de poudre et grains de paste et pour connestre sa qualité bonne
ou mauvaise ils ont dit qu'il leur estoit besoing de faire quelque
éspreuve sur quelque animal et pour ce effectuer. ledit Simon a
pris une partye de ladite matière que a emportée après que fust
ainsy par nous ordonné du consentement du procureur général
et que est assuré que dans ladite boeste de bois blanc n'est que
de l'allun de storax de benjoin et autres drogues propres pour
les parfums et que y a aussy un petit pacquet ou il y a du sang
désseiché environ la pesenteur de deux gros lequel sang des-
seiché ils estiment estre du sang menstrual. Les dits ont osté
les dites drogues et fiolles prises dans la dite boeste de sapin
|636 a| et dans ladite petitte cassette de cuir noir sur chacune
desquelles a esté appliquée une bande de papier et sur chacune
bande deux de nos cachets et le tout remis entre les mains dudit
Sagot greffier et pour rendre sur les dites expériences leur
rapport sur ce que auront trouvé après que auront fait ex-

périence du dit morceau de matière dire a nous l'assignation
continuer à mercredi prochain trois heures de relevée et ont
les dits expers signez.

Geoffroy, Simon, Robert, Bazin.

Et le mercredy premier jour de may trois heures de relevée sont comparus en l'hostel de messire Claude Bazin chevalier seigneur de Bizon conseiller ordinaire du Roy en ses
conseils et commissaire députté par le Roy par lettres patentes
en présence du procureur général en la commission les dits
Simon et Geoffroy expers lesquels ont dit avoir fait rapport
qu'ayant fait expérience de la dite matière par eux emportée
suivant notre procès verbal du vingt sept avril dernier et donné
le poids de deux gros de la dite matière a une chienne tannée de
moyenne grandeur, le jour d'hier entre les deux a trois
heures de relevée, délayée avec un peu d'eau, laquelle chienne
auroit vomy ladite matière dix minutes après et continuez ses
vomissements a plusieurs reprises LXII. après et a encore re-
jetté ce matin sans vouloir manger ny pain ny viande et
seulement a bu un peu d'eaue le jour d'hier au soir et parroist estre battue et malade estant demeurée jusqu'à présent
fort triste et couchée ce qui leur fait estimer que dans la dite
drogue il y a de l'orpiment de la chaux et quelques grains
de moutarde concassée, ce qui leur a fait aussy pousser la
dite expérience plus avant sur le bras a un homme, sur lequel il y a esté mis une part de la dite matière aussy délayée
dans de l'eaue chaude pour en faire une paste et de laquelle
matière appliquée ledit homme se seroit trouvé eschauffé a
l'endroit de ladite partie et luy auroit rougy et eust fait quelque bubon par la peau quoique ladite matière n'ayt pas esté

plus longtemps sur son bras qu'un bon quart d'heure ou environ. Ce qui leur fait jugier après expériences par eux faites que la dite matière après expériences par eux faites pourroit estre un dépilatoire qui est tout ce qu'ils ont observé de compagnie.

*Bazin. Geoffroy. Simon. Robert.*

## N° II

Procès verbal de visitte faite par les expers de la fiolle d'eau claire et des deux pacquets de poudres et de rognures trouvées chez La Bosse. Manuscrit inédit Arsenal [10.342. 4° a].

L'an mil six cens soixante et dix neuf, le onziesme jour de Mars, trois heures de relevée, nous, Gabriel Nicolas de la Reynie Conseiller du Roy en ses conseils, Maistre des Requestes ordinaires en son hostel, lieutenant général de police de la ville, prévosté et vicomté de Paris, Commissaire députté par sa Majesté par arrest de son Conseil d'État, et Commission sur icelluy du dix Janvier dernier, sommes transportez avec le procureur du Roy, commis et députté par ledit arrest et sur son réquisitoire, et en conséquence de nostre ordonnance du six du présent mois en la maison de M. Jean Sagot, greffier du Chastelet de Paris, seize rue Quincampoix, dépositaire des choses, poudres et drogues trouvéez dans maisons et lieux occupés par les nommés La Bosse, Vigoureux, et complices, prisonniers es Chasteaux de la Bastille et de Vincennes, et estant en ladite maison, sont comparus

par devant nous Maistre Louis de Montdyères Dugué et Jean
Baptiste Fresguières, médecins ordinaires du Roy servant
par quartier et docteurs en médecine de la faculté de Montpellier, Guy Simon et Mathieu François Geoffroy, Maistres
Apothicaires à Paris, expers par nous nommez d'office, par
nostre ordonnance du six du présent mois, estre assignez à
ce jour lieu et heure présente par exploit de Faguet Georges
en datte de ce jourd'huy duquel il nous a fait apparoir, ausquels expers avons fait faire lecture par notre dit [10.342 42 b]
greffier.

? nous présentée par ledit procureur du Roy au bas
de laquelle est nostre ordonnance dudit jour six du présent
mois, par laquelle aux fins d'icelle nous les avons nommez
d'office après laquelle, lecture faite de ladite requeste avons
aux dits expers fait faire le serment de faire séparément,
de bien et fidellement procéder à l'exécution de ladite ordonnance.

Ce fait, et après que ledit Sagot, greffier, nous a représenté et en la présence du procureur du Roy et desdits expers une boete de sapin sur laquelle est une bande de papier
blanc et aux extrémités d'Icelle deux de nos cachets et que
nous avons recognu lesdits cachets estre seings et entiers.
Que lesdits cachets à l'instant levez et ostez et ouverture faite
de la dite boete a été tiré de la boete une petite fiolle ronde
de verre commun dans laquelle il y a de l'eaue claire et sans
couleur, environ la sixièsme partye de ce que la fiolle en pourroit contenir ; et lesdits expers après avoir veu et considéré
et examiné l'eaue claire et sans couleur estant dans la dite
fiolle chacun séparément, et le dit sieur Simon mis la dite
eaue sur une pièce de quatre sols et sur le careau près le feu

où elle a fait ébullition, noircy et corodé la dite pièce, ont
dit tous et un après l'autre que ladite eaue claire et sans couleur quy est dedans la dite fiolle est de l'eaue forte.

[10.342 43 a] Ce fait, nous a aussy esté représenté en
la présence du procureur du Roy et des dits expers par ledit
Sagot, greffier, un pacquet couvert d'une enveloppe de papier
blanc sur laquelle enveloppe sont aussy deux de nos cachets et
après que nous avons recognu nos dits cachets estre seings et
entiers, avons iceux rompus et ouverture ayant été faite à
l'instant dudit pacquet se sont trouvés soubz ladite enveloppe
deux pacquets ? ? d'iceux pacquets estre soubz une
enveloppe de papier imprimé ou billet d'enterrement de deffunte
Marguerite Hagunet, paraphé le 5 Mars XVI^e soixante dix neuf,
et soubz ladite enveloppe de papier imprimé et billet d'enterrement se sont trouvés deux autres pacquets, et dans le plus
gros, après avoir esté ouvert, une matière blanche partye concassée et partye en poudre estant dans un fragment de papier
escript..... Laquelle matyère blanche partye en poudre et partye concassée lesdits expers après l'avoir veue et examinée
aussy chacun séparément, et le dit sieur Simon en avoir mis
une petite partye sur le feu [10.342 43 b], ils ont trouvé
qu'elle a rendu une grosse fumée épaisse et de l'odeur d'aille
qui est la marque de l'arcenic, laquelle circonstance avec la
pesanteur et la blancheur de la dite matière, leur donne lieu
de juger que c'est assurément de l'arcenic. Et ouverture ayant
aussy esté faite de l'autre pacquet dont l'enveloppe est un
fragment de lettre sans inscription commençant par ces mots :
Madame j'ay reçeu la lettre et finissant votre très humble ser-
vante Marguerite Langlois à Brannais ce mardy 29 Novembre.
Le dit fragment aussy paraphé le cinq Mars XVI^e soixante dix

neuf, s'est trouvé une beaucoup moindre quantité de poudre blanche et subtille que dans le précédent pacquet laquelle poudre blanche, les dits experts après en avoir aussy mis sur le feu, une petite partye ont trouvé, joint sa pesanteur et sa blancheur et son odeur d'aille qu'elle a rendue estre aussy de l'arcenic. Ce faist et le deuxiesme des dits deux gros pacquets qui s'est trouvé soubz une enveloppe de papier en vert et patron imprimé pour servir à faire du passement ou dentelle, ayant aussy esté ouverts se sont trouvez dedans la dite enveloppe six plus petits pacquets, et dans le premier qui est le plus gros estre six pacquets et collé un, s'est trouvé de la poudre subtille de couleur grise |10.342 44 a| et brune et parmy la dite poudre une matière luisant, bleue et verdàstre. Laquelle poudre les dits experts après l'avoir veue et examinée ont dit estre de la poudre de Cantharides. Dans le pacquet collé deux s'est trouvé une matière brune, luisante, que les experts après l'avoir exminée, ont dit estre du sang desseiché, jugé pouvoir estre du sang menstruel, à cause de la noirceur: dans le dit pacquet collé trois, s'est trouvée de la matière aussy brune et luissante qui a laissé au papier quelque impression rouge et comme une tache de sang, et laquelle matière les dits experts on dit aussy estre du sang menstruel. Dans le pacquet collé quatre s'est trouvée une petite quantité de poudre blanche, de laquelle ayant été aussy mise une petite partye sur le feu, qui a rendu de la fumée et quelque odeur d'aille, les dits experts ont dit que c'est de la poudre d'arcenic, dans laquelle ils estiment néanmoins qu'il y a quelque autre meslange. Dans le pacquet collé cinq, s'est trouvé quelques rognures d'ongles que lesdits expers ont dit estre des rognures d'ongles, et dans le sixièsme des dits pacquets collé

six s'est trouvé un bouton Escoffe ? racine ou plante que les
dits experts après l'avoir veu et examiné ont dit ne pouvoir
bien cognoistre et ne pouvoir déterminer. Ce fait, a esté la
fiolle d'eau claire et sans couleur jugée eau forte, remise
dans la dite boette de sapin, et sur la dite boette a été réap-
posé deux de nos cachets sur une bande de papier : ont pareillement [ro.342 44 b] esté les susdits pacquets de poudre jugez
arcenic et poudre d'arcenic, poudres de Cantharides, sang des-
seiché, rognures d'ongles et escoffe ou plantes. Estant dans leur
enveloppe remises, savoir les dits deux gros pacquets d'arcenic
soubz leur enveloppe de papier imprimé ou billet d'enterrement, et six autres pacquets cottés soubz l'enveloppe de papier
peint de verre et patron imprimé servant a faire dentelle le
tout remis soubz l'enveloppe et la feuille de papier blanc sur
laquelle enveloppe avons apposé deux de nos cachets, et le
tout laissé au greffier, après quoy nous nous som retirez et
ont signez la minutte : Signé : de la Reynie et Robert, et plus
bas est escript :

Veue le procès verbal je requiers pour le Roy ledit Dugué
et Fresguières Simon et Geoffroy estre répétés dans leurs rapports, recollez et confrontez. Faist le onze Mars XVI° soixante
dix neuf signé Robert, et plus bas encore escript :

Soit fait ainsi qu'il est requis. Fait le onze de Mars XVI°
soixante dix neuf. Signé : de la Reynie.

Signé : Sagot.

## Nº III

Manuscrit inédit Arsenal [10.349. 67 a]. Procès verbal de visitte de poudres trouvées chez l'abbé Deshayes

L'an mil six cens quatre vingt, le vingt cinquièsme jour d'aoust de relevée, par devant et en l'hostel de nous, Gabriel Nicolas de la Reynie, Conseiller du Roy en ses Conseils, Maistre des Requestes ordinaire en son hostel, Commissaire députté par lettres patentes du sept Avril XVIᵉ soixante dix neuf et en présence du procureur général de la Commission, sont comparus suivant les assignations à eux données à la requeste du dit procureur général le vingt-cinquièsme jour des présents mois et an, Louis de Mondyères Dagué et Jean Baptiste Fresguières, médecins de la faculté de Montpellier et servant par quartier chez le Roy. Guy Simon et Matieu François Geoffroy, Maistres Apothicaires et marchands épiciers à Paris, expers nommez d'office par arrest du (la date illisible) auxquels expers avons fait faire lecture du dit arrest par le greffier de la Commission, et par lequel arrest, a esté ordonné entre autres choses que les poudres et drogues trouvées sur Jacques le Royer, dit l'abbé Deshayes, prisonnier au Chasteau de Vincennes, seront veues et visittées et d'icelles, sy besoin est, fait expérience par les dits Simon et Geoffroy que la Chambre auroit nommé d'office, après laquelle lecture dudit arrest avons aux dits expers, chacun séparément fait faire le serment de bien et fidellement procéder à la dite visitte, et à l'instant nous ayant esté représenté par le greffier de la Commission, un pacquet couvert d'une enveloppe sur laquelle est un de nos cachets que nous avons recognu seing et entier.

Avons ouvert le dit pacquet et d'Icelluy tiré entre autres choses qui estoient dans le dit pacquet, un petit pacquet de poudre grise en petite quantité et sur une petite boeste en fer blanc dans laquelle sont |10.349 67 b| plusieurs pièces de matière un peu jaunastre. Plus un parchemin dans lequel il y a une sorte de matière noirastre, lesquelles poudres et drogues avons aussy à l'instant mises entre les mains des dits experts et chacun séparément pour les veoir et visiter, luy ont dit à l'esgard de la poudre grise qui est dans le petit pacquet qu'ils ne peuvent juger de la qualité de ladite poudre, a moins d'en faire une expérience. Que les pièces de matière un peu jaunastre qui sont dans la boette de fer blanc est diapalme, que la matière grasse qui est dans la pièce de parchemin est un emplastre, que la pièce de matière noirastre est aussi un emplastre dont et de quoy avons dressé le présent nostre procès-verbal, et ont les dits experts signez la minutte, signez : de la Reynie.

Et plus bas est éscript.

Ce fait ont esté les dites poudres et drogues remises soubz une enveloppe de papier blanc et sur icelle apposé un de nos cachets. Signé : de la Reynie.

Sagot.

(Nous avons cru intéressant de publier cette brève expertise car elle montre que pour bien des cas, les experts étaient impuissants à éclairer la justice : c'est, pour ainsi dire, un rapport négatif. On voit, en outre, par la longueur

du début. et la concision de l'expertise, que les greffiers
du XVII<sup>e</sup> siècle sacrifiaient aussi à la « forme »).


N° IV



Procès verbal de visitte de poudres drogues trouvées soubs les scellés
de la FILHASTRE.


*L'an mil six cent quatre-vingt, le vingt cinquiesme jour
d'aoust de relevée, par devant nous, Gabriel Nicolas de la
Reynie, commissaire etc…, Guy Simon et Mathieu François
Geffroy, etc….. chacun ayant fait le serment de bien et fidellement procéder a la dite visitte . . . . . . . . . .
leur avons représenté : une boiste de sapin sur laquelle est une
bande de papier et deux de nos cachets, qu'aurions trouvé;
seings et entiers avons fait ouverture de la dite boiste après
en avoir levé et osté les dits cachets, et d'icelle tiré plusieurs
pacquets de poudres et de drogues lesquelles poudres et
drogues avons aussy à l'instant mis entre les mains des dits expers qui après les avoir veues et visitées chacun séparément, que
les dites poudres et drogues sont indifférentes [10.349 68b], à
la réserve de ce qui s'est trouvé dans un pacquet de papier gris
ou il y a deux onces ou environ de Jusquiasme dont la qualité
prise intérieurement est fort dangereuse, et plus que le suc
de pavot, et d'un petit grain d'extrait de laquelle il ne peuvent
dire la qualité sans en avoir fait l'épreuve, ce fait. nous
ayant aussy esté représenté par ledit greffier de la commission un pacquet couvert d'une enveloppe de papier sur la-*

quelle sont deux de nos cachets que nous avons pareillement recognus seings et entiers, avons fait ouverture dudit pacquet après en avoir levé lesdits cachets et tiré dudit pacquet entre autres choses deux petits pacquets de poudre, l'une de couleur brune et l'autre grise que nous avons à l'instant mises entre les mains des dits expers, qui après les avoir examinées séparément nous ont dit aussy chacun séparément que la poudre noire est une poudre d'herbe ou plante broyée dont on ne peut connoistre la qualité. Quant a la poudre grise qui est dans l'autre pacquet en petite quantité, les dits expers ont dit qu'ils ne peuvent juger d'icelle. Avons aussy mis entre les mains des dits expers pour ce tiré de dessoubs ladite enveloppe, et dans un scapulaire lié avecq du fil qui a ésté décousu, un petit pacquet de poudre de couleur grise, dont ils ne peuvent juger de la qualité, et que ce qui est dans un pacquet aussi trouvé dans ladite enveloppe est quelque plante désseichée avec quelques cantarides. Dont et de quoy avons dressé le présent procèz verbal, et ont les dits expers signéz la minute: signéz de la Reynie et Robert et plus bas est escript:

Ce fait, ont esté les dites poudres, choses et drogues remises dans la dite boiste de sapin et sur icelle avons appliqué une bande de papier, et sur icelle deux de nos cachets, signé de la Reynie.

*Signé: Sagot.*

## N° V



Procès verbal de visitte des poudres drogues et eaues, trouvées chez la TRIANON

*L'an mil six cent quatre vingt, le vingt septiesme jour de Juin. Nous Gabriel Nicolas de la Reynie, Commissaire du Roy en ses Conseils. Maistre des Requestes ordinaire en son hostel. Commissaire députté... etc., etc.*

*Maistre Louis de Montyères Dugné et Jean Baptiste Fresquières, médecins de la faculté de Montpellier et médecins servant par quart chez le Roy, Guy Simon et Mathieu Geoffroy. Maistres apotticaires et marchands épiciers à Paris.*

*Experts nommés d'office par les arrests, auxquels et en la présence du procureur général, avons fait faire lecture dudit arrest par ledit Sagot greffier. Ce fait, leur avons et a chacun d'eux séparément fait faire le serment de bien et fidellement procéder à la visite des drogues, poudres et eaues trouvées soubz les scellez de Catherine Boullay femme de Claude Trianon, qui leur seront représentez. Et a l'instant à été représentée par le dit greffier une grande cassette en sapin cordellée sur laquelle sont deux bandes de papier aux extrémités de laquelle sont les scellez apposez par Monsieur de Bezonce. Conseiller d'Etat, aussy Commissaire députté par les dites lettres, lesquelles ayant été confrontez au cachet de mon dit sieur de Benzonce ont été recognus par nous estre seings et entiers, et lesquels scellez ayant été aussy à l'instant par*

nous levez et après les ouvertures faites de la dite cassette,
ont été tirés d'icelle et mis entre les mains de chacun des dits
experts, et séparément, les pacquets de poudres et drogues
trouvées soubz les scellez, au nombre de cinquante sept, lesquelles poudres et drogues ayant été veues et examinées par
lesdits experts, et chacun séparément, les dits experts ont dit
que dans le pacquet Cotté N° quarante cinq, | 10.348 254 b| les
deux livres ou environ de matière blanche solide qui s'y trouvoit,
est de l'arcenic cristallin et blanc (souligné) et estre un poison
en toute sa substance (souligné). Que la matière jaulne solide
qui est dans le pacquet cotté vingt huit est du réagal, et il y
en avoit environ la quantité d'une livre (souligné) qui est
aussy un poison encore plus dangereux que l'arcenic (id)
que la matière jaulne en pièce qui est dans le pacquet cotté
quinze est de l'orpiment (id) et six onces ou environ, qui
est encore un poison très méchant (id) que la matière concassée qui est dans le pacquet cotté vingt cinq est de l'arcenic concassé avec quelques seelz mélangés (id) et le tout
estre du poison (id). Que la pièce de matière blanche solide
qui est dans le paquet cotté un est de l'arcenic, que la
poudre qui est dans le pacquet cotté vingt six est de
la poudre de verre dont l'usage ne sauroit estre que dangereux (id). Que ce qui est dans le pacquet cotté vingt neuf
sont mouches cantharides au nombre de deux douzaines (id),
ou environ, et qu'elles sont un poison quand elles sont prises
intérieurement, que ce qui est dans le paquet cotté vingt
quatre sont plusieurs petites pièces de diverses couleurs, dont
l'une de vert de gris, une autre de l'arcenic et d'autres sont
mélangées d'arcenic et de vert de gris et de vitriol. Et le surplus vitriol et quelques petites portions de poudre dudit mes-

lange, et le tout estre du poison. Que ce qui est dans le pacquet cotté trente cinq est de la poudre noire d'une matière bruslée dont il est difficile de juger pour la qualité sans faire une expérience qui ne peut estre faite présentement, mais qui mise sur la langue pourroit être d'une grande acreté. Et que ce qui est dans le surplus des autres pacquets sont choses et matières indifférentes. Ce fait ont esté les dits pacquets remis dans la dite cassette sur laquelle a été réaposé deux de nos scellez sur une bande de papier après qu'elle a été recordellée.

A aussy esté représenté par ledit greffier un grand panier d'ozier où ont esté mises les bouteilles de verre et de grais [10.348 à 55 a] eaues et liqueurs et choses aussy trouvées dessoubz le scellé de ladite Trianon. Lesquelles ayant été mises entre les mains des dits experts chacun séparément, et lesdits experts après avoir veu et examiné chacun séparément ce qui s'est trouvé dans deux petites boettes d'ivoire avec du cotton, les dites deux boettes tirées de deux bources, ont dit que ce qui est dans chacune desdites deux petites boettes d'ivoire, sont des fragments qui leur paroissent être du pain à chanter. Et que ce qui est dans le petit papier trouvé avec l'une des dites boettes est un grains d'encens, et après avoir pareillement examiné, veu et considéré les eaues et liqueurs estant dans la fiolle de verre et de grais, ont dit que ce sont différentes eaues-fortes, et ont esté les dites fiolles et bouteilles remises dans leur panier. Et après que les dits experts ont pareillement examiné cinq pacquets cottés et numérotés, ont dit que la poudre grise qui est dans le pacquet cotté premier est cendre de serment, que la poudre noirastre qui est dans le pacquet cotté n° 2 et sur lequel sont escrits ces mots

M. Joly, est à ce qu'ils estiment poudre de quelque matière brune qui a quelque odeur de matière fécalle et âcre au goût, et de la qualité de laquelle ils ne peuvent rien dire sans en avoir fait une plus grande expérience. Que la poudre minime du pacquet cotté trois peut-être de la même qualité que la précédente. Et ont esté les dits deux pacquets cottez deux et trois mis soubz une enveloppe de papier blanc avec les deux couvers où sont les deux petites boettes d'ivoire avec le papier où est le grain d'encens, ensemble un papier où sont plusieurs partyes de membrannes et sur ladite enveloppe a été mis un de nos cachets et le tout remis entre les mains dudit greffier dont et de quoy avons fait dresser le présent nostre procèz verbal et ont les dits experts signez la minute. Signé : de la Reynie et Robert.

Signé : Sagot.

## Nº VI

Procès verbal de visitte des drogues et poudres chez la Jacon.

Manuscrit inédit
Arsenal
[n.354, 128 a].

L'an mil six cens quatre vingt deux, le premier février de relevée. Nous, Gabriel Nicolas de la Reynie, Conseiller d'Estat ordinaire, commissaire députté par lettres patentes du sept avril XVIe soixante dix neuf sommes transportez avecq le procureur général du Roy en la commission et sur réquisitoire, appelé avecq nous le greffier de la commission au chasteau de Vincennes pour l'exécution et l'arrest de la chambre du (la date est en blanc) qui a ordonné la visitte des poudres

choses et drogues trouvées sous les scellez de Catherine Jacob,
prisonnière audit chasteau ou estant sont comparus devant nous
suivant les assignations à eux données par de la Rüe, huissier
du Conseil en datte de ce jour, dont ils ont fait apparoir
Maistres Louis de Mondières-Dagné et Jean Baptiste Fresguières, médecins de la faculté de Montpellier, servant par
quartiers chez le Roy, et Guy Simon maistre apothicaire à
Paris, expers nommés d'office . . . . . . (suit la forma-
lité du serment). . . . . . . leur avons fait mettre en
les mains. . . . . une boiste de bois blanc appartenant à
ladite Jacob et représentée par ledit greffier, entre les mains
duquel elle fut déposée lors de la levée de scellez faite en la
présence de ladite Jacob le deux décembre XVI<sup>e</sup> soixante dix
neuf, suivant un procès verbal au bas de l'interrogatoire de
ladite Jacob sur laquelle estaient deux de nos cachets sur une
bande de papier appliquée à ladite boete, sçavoir :

Un petit sac de toille dans lequel est de la poudre
grisastre, plus une petite pièce de matière pesante et grisastre
plus un petit pacquet dans lequel est un peu de poudre noire,
plus un autre petit pacquet dans lequel est une petite quantité
de poudre grisastre tirant sur le vert, sur l'enveloppe duquel
est le mot Jacob, plus un autre petit pacquet dans lequel est de
la matière un peu rougeastre [10.354 139 a], lesquelles poudres
et matières ayant esté veues et examinées (chacun séparément
par lesdits experts, on dit sçavoir que la poudre grisastre estant
dans le petit sac de toille, après qu'ils en ont mis sur la pelle
et sur le feu, rendu une odeur de chair brûlée, ce qui leur fait
juger que c'est une poudre de quelque animal qui a été dessei-
ché, que la pièce de matière pesante et grisastre est une pierre
d'aymant, que la poudre noire ayant esté mise sur le feu a

rendu une odeur de musc, que la poudre grisastre tirant sur le vert a esté faite desquelles feuilles et simple la luyineuse ? Lesquelles deux poudres estant soubz une mesme enveloppe et en petite quantité du poids de trois grains ou environ ont été meslées ensemble et fait expérience d'icelles sur un coq de plumage noir fort et vigoureux, lequel n'en a point parû incommodé, estant resté sur ses pieds s'espluchant et cherchant à manger. Comme aussy avons fait mettre entre les mains des dits expers pour ce tiré d'une petite cassette de bois blanc cordellée, un gallon de fil sur le bout duquel est un de nos cachets, que nous avons aussi recognu estre seing et entier, ce fait levé ladite [10.354 129 b] cassette appartenant aussy à ladite Jacob et représenté par ledit greffier, et à lui déposée suivant autre procès verbal du (la date en blanc) sçavoir :

Une boiste de sapin ronde pleine de mouches cantharides que les dits experts ont dit estre un poison lorsqu'elle sont prises intérieurement, plus une petite boiste de sapin longue dans laquelle sont trois morceaux d'une matière de métail luisante et semblable à de l'estain de glace, plus douze petits morceaux d'une matière blanche semblable à du calcium ou blanc d'Espagne que lesdits experts ont dit estre du blanc d'Espagne, plus un petit pacquet d'herbes desseichées que lesdits experts ont dit estre une espèce d'herbes à sept feuilles, et n'en connoissent point l'usage : plus un pot de fayence blanc à confiture dans lequel est une quantité de graisse de couleur grisastre et desseichée, et dans laquelle s'est engendré des tas que lesdits experts ont dit estre de la preissure corrompue, plus un sacq dans lequel sont huit petits morceaux de différentes matières et plusieurs petits [10.354 130 a] morceaux de bois et un pacquet de morceaux de bois ou

raccyne de mesme qualité que les dits experts ont dit ne
pouvoir connoistre, sinon une des dites pièces qui est du
sucre candy, plus un petit pacquet de poudre rouge estant
dans ledit sacq que lesdits experts ont dit estre du saffran,
plus une bouteille de verre ronde de sept à huit poulces de
haut, et au fond de laquelle est un reste de liqueur jaulne
que lesdits experts ont dit estre de l'huile corrompue, et ne
peuvent dire autrement ce que c'est, plus une fiolle à demy
plaine d'une liqueur semblable à de l'huile que lesdits expers
ont dit estre la même chose que ce qui est dans la susdite
fiolle ronde, plus une grosse bouteille haulte de neuf à dix
poulces exactement bouchée avec du papier gris, liée d'une
ficelle dans laquelle est de la matière jaunastre que lesdits
experts ont dit estre de la prissure.

Comme aussy leur avons fait mettre entre les mains pour
ce tiré d'une petite boiste appartenant encore à la dite Jacob,
entourée d'un petit ruban de satin bleu sur laquelle | 10.354
130 b| estoient deux de nos cachets que nous avons aussy trou-
vez estre seings et entiers, et pareillement représentée par ledit
greffier entre les mains duquel elle a esté déposée, sçavoir :

Un pacquet enveloppé d'un linge dans lequel sont des
feuilles et herbes desseichées, dont quelque partye est réduite
en poudre que lesdits experts ont dit estre des herbes qui
sont indifférentes et qui ne leur a paru d'aucune conséquence,
plus une petite quantité de petites graines enveloppées dans
du papier gris que les dits experts ont dit n'en sçavoir l'usage
plus une petite quantité de poudre jaunastre estant dans un
petit morceau d'étoffe grise façon de scapulaire, que les dits
experts ont dit estre de quelque partye de graisse ou suif
d'animal, plus un papier dans lequel sont divers petits mor-

ceaux de joncs ou rozeaux, et un petit pacquet d'herbes desseichées que les dits experts ont dit estre indifférentes, et n'en
sçavoir l'usage.

Ce fait, ont esté les dites poudres et drogues remises cha-
cunes dans la boiste desquelles [10.354 131 a] elles ont été
tirées et ont les dits experts signez la minutte, et ledit animal
sur lequel à été fait la susdite expérience laissé à la garde du
sieur de Beaulieu l'un des sauvegardes ayant la garde des prisonniers du donjon de Vincennes pour luy donner les aliments
nécessaires à la vie. Ce fait, sommes retirez. Signé : de la
Reynie et Robert.

Signé : Sagot.

## N° VII

Procès verbal de visitte de poudres et drogues chez la Balmon

Manuscrit inédit
Arsenal
[10.354. 98 a]

L'an mil six cens quatre vingt deux le vingt quatre Janvier de relevée. Nous, Gabriel Nicolas de la Reynie, Conseiller d'État ordinaire et commissaire députté par lettres patentes du sept Avril mil six cent soixante dix neuf estant au
Chasteau de Vincennes avecq le Procureur général du Roy
en la Commission, et pour y avoir esté procédé par Maistre
Louis Mondières Dugué, Jean Baptiste Fresguières, et Guy
Simon expers nommez d'office à l'expérience d'aucunes des
poudres et drogues trouvées soubz les scellez de Marie Lam-
bert dit la belle fenille, prisonnière audit Chasteau sur des

animaux pour en connoistre plus clairement la qualité par
leurs effets ledit procureur général nous a requis, attendu la
présence des dits experts. qu'ils fust par eux procédé à la visitte des poudres et drogues aussy trouvées soubz le scellez de
Marie du pin, femme du sieur de Baliron, pareillement prisonnière audit chasteau, et ce en conséquence de l'arrest qui
l'a ainsy ordonné, sur quoy et après qu'il nous a été représenté par le greffier de la Commission, un pacquet couvert
d'une enveloppe de papier blanc, sur laquelle est un de nos
cachets que [10.354 98 b] nous avons recognu seing et entier,
et dans lequel pacquet sont les poudres et drogues trouvées soubz
le dit scellez de la Baliron. Avons aux dits experts chacun séparément fait faire le serment de bien et fidellement procéder à
la visitte desdites poudres et drogues, lesquelles leur ont été à
l'instant mises entre les mains, qui après les avoir veues et
examinées chacun séparément, ont dit que la poudre couleur
de chair qui est semblable en chacun des quatre petits pacquets de l'enveloppe collée un est de la poudre qu'ils jugent
être poudre hydragogue, que la poudre de couleur brun clair
qui est dans le petit pacquet cotté sur son enveloppe deux, est
poudre de cloportes, que la matière grisastre concassée de
l'enveloppe collée trois est du Jalap. Et que la liqueur noirastre et époisse avecq quelque sédiment au fond qui est dans
une petite fiole ronde leur parroist une liqueur corrompue et
ne peuvent dire ce que c'est et ayant lesdits experts jugé à
propos d'en faire une expérience sur quelque animal a été
prise de ladite liqueur la quantité de deux gros qui a esté à
l'instant donné et fait prendre à une poulle noire et blanche,
laquelle après l'avoir avallée en a paru triste et a esté atta-
chée avecq une ficelle au pied d'une table où elle a été

*laissée pour estre observée et les aliments à elle fournys par Pierre Retourné dit Beaulieu, l'un des sauvegardes qui ont la garde des prisons de Vincennes lequel s'en est chargé. Ce faist ont été lesdites poudres et drogues remises soubz l'enveloppe de laquelle elles avoient esté tirées et laissées entre les mains du greffier de la Commission et les dits expers ont signé la minutte du présent procès verbal signé : de la Reynie et Robert.*

*Signé : Sagot.*

### N° VIII

Procès verbal de visitte de drogues et poudres chez BARENTON.

Manuscrit inédit
Arsenal
[n.352. 129 a].

*L'an mil six cens quatre vingt un, le dix huit Aoust trois heures de relevée, nous Gabriel Nicolas de la Reynie, Conseiller d'Estal ordinaire, Commissaire députté par lettres patentes du sept avril mil six cens soixante dix neuf, sur le réquisitoire du procureur général dû Roy en la Commission, et pour l'exécution de l'arrest de la chambre du 16 Juillet dernier, par lequel il a été ordonné que les poudres et drogues trouvées soubs le scellé de Mathurin Barenton, prisonnier au Chasteau de Vincennes, seront veues et visittées par Mondières Dugué et Fresguières, médecins, et Simon apothicaire que la dite chambre a nommez d'office, sommes transportez avec le dit procureur général, assisté du greffier de la Commision audit chasteau de Vincennes ou estant, sont comparus* suivant les assignations à eux données par exploit de la Riie huissier du Conseil en datte de ce jour. Maistre Louis Mondières Dugué, et Jean Baptiste Fresguières médecins et Guy Simon, marchand apothicaire expers nommé d'office, auxquels après avoir fait lecture dudit arrest par le dit greffier de la commission, avons d'eux pris le serment de bien et fidellement procéder à la visitte des dittes poudres, drogues et en faire leur rapport, après lequel serment. Et qu'il nous à été représenté par ledit greffier trois boettes cottées première, seconde et troisième, sur chacune desquelles est un de nos cachets, et que nous avons recognu les dits cachets estre seings et entiers. Avons tiré desdites boettes les dites poudres et drogues et icelles mises entre les mains de chacun des dits expers séparément pour leur visitte [10.352 129 b] et en faire leur rapport, lesquels expers après avoir veu et examiné chacun séparément les dites drogues nous ont aussy chacun séparément dit et rapporté. Que ce qu'il y a de suspect est ce qui est dans un pacquet cotté premier de la boeste cottée première, qui est une matière jeaulne, pesante environ deux onces qu'ils ont dit être du Régalle, un poison en toutte sa substance, plus une matière pesante et jeaulne trouvée dans la troisième dedites boestes de la pesanteur d'une dragme et demye. Laquelle est orpiment et une autre sorte de poison en toutte sa substance. Plus plusieurs fragments d'une composition où ils estiment pouvoir estre quelques portions d'orpiment, plus les trois petits pacquets de poudre de cantharides qui sont soubz l'enveloppe cotté 5, trouvez dans ladite troisième boeste et le pacquet cotté quatre de la première boeste qui sont poudres de cantharides, et un poison estant pris intérieurement. Plus les cantharides qui sont entières et en nombre dans le fond de ladite troisiesme boeste. plus la poudre qui s'est trouvée dans l'une des boestes de bouy laquelle après avoir esté par eux visittée. ils ont trouvé estre extrêmement pesante. et y avoir quelque chose de luisant. veu son petit volume. et en ayant esté donné la moitié pesante quarante grains à un poulet fort et vigoureux ladite poudre n'a produit aucun effet. et l'autre moitié ayant esté donnée à un chien noir. ledit chien. peut de temps après. a romy par plusieurs fois beaucoup de mangeailles. et est resté faible | 10.352 130 a | et abattu sur le carreau, ce qui leur fait juger que la composition de ladite poudre est dangereuse et qu'il y est entrée de l'arsenic ou de l'orpiment, et qu'estant donné au corps humain elle ferait mourir. estant orpiment comme il leur parroist avecq autres drogues. Plus ayant esté donné à un autre chien gris et blanc environ quarante grains de la poudre d'oriolle trouvée dans l'une des dites petites boestes de bouy ledit chien a romy et a esté laissé avecq l'autre chien et ledit poullet dans le lieu où ont esté faites les dites expériences. ce fait ont esté estimées les dites poudres et drogues suspectes et mauvaises. mises dans l'une dite grande boette sur laquelle avons réaposé un de nos cachets, et à l'esgard des autres poudres et drogues. lesdits expers ont dit estre drogues aussy en quelque chose suspecte en ce que leur effect ordinaire est extrêmement violent. et estre rarement employé dans la médecine et ont été remises dans les deux autres grandes boestes. dont et de quoy avons dressé le présent procès-verbal. Et ont lesdits experts signé la minutte. et le tout laissé au lieu servant de dépôt dans le dit chasteau. Signez : de la Reynie. Robert et Sagot.

Signé : Sagot.

(Cette expertise fut refaite le 27 Aoust de la même année par chacun des expers, séparément).


Nº IX




Inventaire des fourneaux, allembics, eaues, drogues, poudres, trouvées dans l'appartement des époux de Bachimont.


*Aujourd'huy, Mercredy sixiesme Juillet, XVI<sup>e</sup> soixante dix huict, deux heures de relevée. Nous, François Dugué. Chevalier Conseiller ordinaire du Roy en son Conseil d'Etat et privé, et de la direction de ses finances, Intendant de la justice. Police. et finance de la ville de Lyon, provinces du Lyonnais. Foretz. Beaujollois et Dauphiné. Commissaire de Sa Majesté pour l'exécution de ses ordes esdites provinces et en celle partie. Nous nous sommes transportés avec M. Antoine Guérin, advocat du parlement, Procureur du Roy en celle Commission. Claude Brunet. Maistre Apothicaire en celle ville, à Esnay. en l'appartement qu'occupaient les sieur et dame de Bachimont où estant et après avoir reconnu le sceau de nos armes apposé aux portes et autres endroits décrits dans notre premier procèz verbal estre seins et entiers et receu le serment présentement fait par le dit Brunet de nous faire son fidèle rapport de ce qui sera de son art et connoissance. avons procédé à la description de ses fourneaux, allembics. drogues. eaues. poudres et autres choses trouvées dans le dit appartement, ainsi qu'il suit :*

*Premièrement, dans la chambre où couchoient le dit sieur*

et la dame de Bachimont, a été trouvé, sur des tablettes de bois de sapin, attachées à la muraille, du costé du matin, un creuset en partie rompu, et dans icelluy deux petits gaudets de verre, sous l'un desquels, il y a de l'argent en grenaille, et un petit lingot aussy d'argent de la longueur d'un demy-doigt, le tout du poids d'environ deux onces.

Un pacquet de papier blanc, dans lequel il y a environ trois onces de salpestre de la quattriesme cuitte.

Trois morceaux de vitriol de Cipre.

Deux morceaux d'une matière vitrifiée de couleur bleue.

Une petite phiole de deux onces, à moitié plaine d'une liqueur emprégnée de Sel de Saturne.

Un petit sac de papier brun dans lequel il y a de la graine de genèvre.

Dans une autre chambre, à côté de la susdite, ayant vuë sur la grande cour a été trouvé sous la cheminée un fourneau en cinq corps différents, deux pour des feux ouvers, et deux pour les feuz de cendres ou de sable, une tour au milieu pour servir au feu de fuzion.

Sur l'un des fourneaux servant au feu de sable, a été trouvé une courge de verre avec son chapeau, et une petite cornuë lui servant de récipient, dans laquelle il y a de l'esprit de vitriol qu'on dephegmoit, et dans ledit récipient du phegme que ledit Brunet a dit n'estimer pas être tout pur.

A costé dudit fourneau a été trouvé six creusets rompus et une petite bouette de sapin, le tout servant de soutien audit récipient et dans ladite bouette Collée au dessus N° dix huit, a été trouvé dix sept petites courges en verre, couvertes d'un papier étiquetté de la manière suivante :

La première étiquettée sel de Jupiter :

*La seconde soulfre de Mars et de        ?*

*La troisiesme soulfre de Mercure ;*

*La quatriesme soulfre préparé :*

*La cinquiesme soulfre de Mars :*

*La sixiesme dix neuf grains de Mercure de lune qui s'ap-*
*pelle Elixir, etc. :*

*La septiesme sel d'argent :*

*La huitiesme soulfre de Sanue :*

*La neuviesme soulfre blanc fermant rouge d'or :*

*La dixiesme quatre grains et demy de sel ;*

*La onziesme or en sel qui est or vulgaire :*

*La douziesme soulfre de saturne :*

*La treiziesme soulfre de Venus ;*

*La quatorziesme sel de Colombe de Rianue ? ;*

*La quinziesme sel de Mercure et de lune :*

*La seiziesme sel de Corail ;*

*Et la dix septiesme huille qui a passé par l'esprit.*

*Un alembic de cuivre jaulne et lampe avec une cassure*
*dedans à calciner.*

*Trois bouteilles d'auzier l'une a demy plaine d'eaue de vie*
*passée à lamis la seconde pleine d'eaue distillée meslée avec*
*quelque esprit acide, et dans la troisième il y a un peu d'eaue*
*de vie simple.*

*Deux petites bouteilles de verre dans lesquelles il y a*
*d'eaue de vie préparée, et qui a passé sur quelque chose qui*
*luy donne une odeur particulière.*

*Six pacquets de poudre de différentes manières calcinée*
*et pilée estant sous une enveloppe étiquettée en ces termes :*
*cinq onces de corps de Magnatie, dans lequel l'on n'a pas*
*distilé.*

Une petite bouette sapin dans laquelle il y a plusieurs morceaux d'étain, deux morceaux d'arsenic dans un papier qui enferme aussy une poudre de la même qualité, et encore un autre morceau d'arcenic comme du plastre.

Dans une cassette noire estant sur une table bois sapin a été trouvé sur un couvercle de bouette, un pacquet étiqueté poudre tannée d'Ecorce d'arbre, où s'est trouvé du Mercure avec de la poudre, et trois autres petits pacquets de poudre étiquetée.

Dans une petite bouette ronde pinte, il y a une poudre blanche qui peut être du salpêtre meslé avec soulfre dont on n'a pas peu connoistre la nature.

Une petite cassette de racine fermant à clef dans laquelle il y a une phiole de la longueur d'un doigt, et dans cette phiole il y a une teinture rouge.

Sur une table de noyer a été trouvé un pacquet qui en renferme plusieurs autres de différents poids.

Le premier des dits pacquets, étiqueté deux gros et demy moins trois grains ;

Le second filtre qui a été pour préparer la lune et le ju- piter de soulfre ;

Le troisiesme de sel de lune ;

Le quatriesme Terre d'argent ;

Le cinquiesme soulfre qui a passé sur du vinaigre :

Le sixiesme terre de lune et Jupiter :

Le septiesme terre damnée, etc.:

Le huitiesme sel de Dragon noir (?) qui saute dans les cendres ;

Le neuviesme Jupiter ;

Et le dixiesme Terre de la première congelation.

Dans le mesme pacquet N° vingt trois a encore été trouvé onze petits pacquets sans étiquette.

Sur la dite table bois noyer a été trouvé parmy plusieurs pacquets de drogues, trois onces d'arcenic, un pacquet de poudre blanche et trois autres pacquets de verre concassé, un jaune, un violet et un rouge, deux cachettés séparément, étiquettés sur le jaune six grains par once, et sur le violet gomme gutte, deux grains par once.

Dans une quaisse de sapin a été trouvé de graine de tournesol, un gaudet dans lequel il y a deux livres de Mercure, plusieurs filtres pleins de différentes matières qui ont emprégné différemment la teinture, qui a passé au travers des dits filtres.

Sur le premier Rayon, au dessus de la dite table bois noyer, a esté trouvé une courge de verre, couverte d'un entonnoir, avec un filtre dans laquelle il y a de l'eaue emprégnée de sel.

Une autre phiole a demy plaine de l'esprit de sel.

Une autre phiole plaine d'eaue distillée de quelques plantes.

Une autre plaine d'esprit de vitriol.

Une autre petite phiole dans laquelle il y a environ quatre onces d'esprit rouge corrozif.

Deux phioles carrées où il y a de l'eaue forte.

Dans une autre phiole, il y a de l'esprit de vin, étiquettée esprit de vin qui a passé sur le corps.

Une petite phiole d'eaue regalle arcalisée avec du sel ammoniac.

Autre petite phiole, étiquetée eau qui a carciné le Soleil.

Deux autres petites phioles carrées, étiquettées, Esprit de Vénus.

Autre phiole à bouteille, étiquettée esprit de Venus.

Autre bouteille étiquettée Esprit de vitriol.

Autre phiole plaine d'eau forte.

Un petit goubellet de verre dans lequel a été trouvé trois pacquets d'arcenic, un petit pacquet d'orpimant en poudre et plusieurs aultres pacquets.

Deux petites courges de verre dans lesquelles il y a du sel blanc.

Un petit goubellet de verre dans lequel il y a du sublimé.

Deux burettes et deux petites phioles de verre où il y a de l'eau acide.

Une petite bouette sapin dans lequel a été trouvé demy livre de mercure.

Dans une autre petite bouette sapin a été trouvé un pacquet d'arcenic préparé, qui estoit parmy quantité d'autres pacquets de différentes poudres. cottée N° premier et une petite boule de cire qui renferme de la poudre blanche cottée N° second.

Sur la seconde tablette au-dessus de la susdite a été trouvée une phiole d'Esprit de vin et d'Esprit de nitre meslés ensemble.

Deux pacquets de poudre. Etiquettés l'un Cristoz Rouge. et l'autre Cristoz blanc-rouge, dans lesquels pacquets ils y a de l'arcenic meslés.

Dans une petite bouette pinte a été trouvé du mercure amalgamé avec de l'Estain.

Une bouteille et deux petites phioles pleines d'eau forte.

Dans une bource de peau fermant à ressort a été trouvé un morceau d'arcenic.

Un petit gaudet de verre, couvert de papier et sur lequel est écrit sel d'argent et d'arcenic.

La décoction des verres, cinquante quatre grains cottés N° premier, huit autres petits gaudets de verre couverts de papier.

Le premier étiquetté sel de Jupiter ;

Le second sel des sept corps, trois gros, dix huit grains ;

Le troisiesme trois gros dix huit grains soulfre de Saturne, Jupiter, etc.;

Le quatriesme sel de Venus ;

Le cinquiesme sel d'argent, un gros ;

Et sur les trois autres il n'y a aucune inscription.

Un petit pacquet poudre étiquetté soulfre de mercure carciné.

Une petite fiole de prise à moitié plaine d'une dissolution d'argent avec de l'eau forte.

Deux petits pacquets de terre différente passée par le filtre.

Trois petites phioles d'eau forte.

Une petite phiole carrée plaine d'un esprit acide et corrosif, étiquetté esprit blanc de vitriol de Chastiul.

Un petit verre dans lequel il y a une terre en chaux de métail arrouzée de l'esprit de vitriol de Chastiul.

Un petit pacquet de Limaille de cuivre d'environ trois onces.

Sur une table bois sapin, un mourtier de Soul avec son pilon et quinze pains d'une mousse que l'on cueillit en des lieux marécageux, façonnés en pains de Roze.

Sur le premier rayon d'ais du costé de la cheminée a été trouvé une courge de verre plaine d'alun en poudre.

Une petite courge de verre dans laquelle il y a des cailloux pilés, étiquettés de mesme.

Un morceau de salpetre plié dans du papier.

Plusieurs filtres sur la mesme tablette.

Une courge en partie rompue où il y a de l'eau forte quy a servuy.

Dans un matras, il y a de l'esprit de nitre circulé.

Dans une petite phiole carrée y a esté trouvé environ une livre de mercure joint avec une poudre simancatoire.

Un creuset ou il y a du sel de Crepit.

Sur le rayon d'ais au dessus du susdit a esté trouvé une grande bouteille de verre dans laquelle il y a environ un pot d'eau distillée.

Une petite courge de terre dans laquelle il y a du vinaigre distillé.

Une petite courge étiquettée deliquium de Venus.

Une courge de verre plaine de sel de tartre.

Une petite courge de verre étiquettée sel de Sinabre.

Une autre courge étiquettée, sel de Mars, antimoine et Sinabre.

Une autre courge étiquettée sel réduit en soute.

Un gaudet de verre où il y a du sel de Tartre.

Une autre courge rompue étiquettée sel de Jupiter, saturne et Sinabre.

Un goubellet de verre étiquetté sel de Mars avec sené et sinabre.

Une petite phiolle de prise dans laquelle il y a de l'eau roze.

Plusieurs chapeaux de verre.

Sur une table de noyer y a encore esté trouvé une petite bouette ronde pinte, couverte de papiers cachetée de cinq cachets sur cire étiquettée; cette boueste m'appartient, comlesse de Rubécourt, de laquelle boueste, ayant fait ouverture, y a esté trouvé du magister de bisimuth.

Deux petits gaudets de verre plains d'un sel blanc préparé.

Une livre de pastilles blanches musquées estant dans un papier brun.

Un pacquet de drogues aromates concassées ou l'on a trouvé de l'iris, de la roze et d'autres drogues que le dit Brunet n'a sceu reconnaitre pour être concassées.

Dans une petite cassette a esté trouvé dans un papier une masse d'aromates fonduës ensemble composées de storax, de benjoin et autres.

Une petite bouette d'yvoire dans laquelle il y a de baume appopplitique.

Deux chapelets de past et un d'agathe.

Un petit creuset rompu où il y a culot.

Une petite bouette couverte de paille dans laquelle il y a petites pillules composées avec l'aloës ?), et autres.

Dans une autre petite bouette il y a de la poudre blanche.

Ce fait et attendu l'heure de huit de relevée nous avons laissé les choses cy-dessus descriptes aux endroits ou elles ont estez nommées, fait réaposer le cachet de nos armes aux serrures des portes dudit appartement et remis à la garde de Pierre Benesteau et Louis des Champs gardes du Roy en la prevosté de son Hostel et grande prevosté de France servant près de nous et nous sommes soussignez avec lesdits Mr Guerin et Brunet et lesdit Benesteau et Deschamps les jour et an que dessus.

Du huictienne dudit mois et an, nous intendant et commissaire susdit nous sommes de nouveau transporté avec ledit

M<sup>e</sup> Guérin procureur du Roy et ledit Brunet M<sup>e</sup> appoticaire a l'appartement desdits sieur et dame de Bachimont à Essay et après avoir reconnu les sceaux apposez aux portes et serrures estre seins et entiers et fait la levée d'iceux et réiterer le serment audit Brunet avons continué nostre procez verbal ainsy qu'il ensuit.

Dans une chambre prenant son entrée par la cy dessus descrite a esté trouvé sur un rayon d'aur attaché à la muraille une courge de verre, dans laquelle il y a environ une livre de marc que ledit Brunet croit estre quelque partie d'animal dissout avec l'esprit de nitre.

Une phiole ronde a demye plaine de vinaigre qui a passé sur quelque chose de particulier:

Une petite phiole ronde ou il y a environ deux onces d'un esprit de sel etiquettée eau pour les perles.

Dans une petite courge de verre a esté trouvé plusieurs filtres et au fond environ six onces d'un marc fort picant.

Une petite courge de verre dans laquelle il y a un sel blanc sur lequel on a fait passer de l'esprit de nitre.

Une phiole etiquettée eau de sel amoniac.

Un petit creuset ou il y a deux petits boutons de metail jaulne avec environ deux dragmes de poudre grise dans du papier.

Dans une bouteille de verre carrée il y a environ deux livres d'une eau distillée.

Deux bouteilles de verre l'une plaine d'eau forte et l'autre à moitié.

Une bouteille de verre dans laquelle il y a du verni.

Autre bouteille de livre a moitié plaine d'un esprit de nitre étiquettée au premier qui a passé sur le soleil.

Une phiole carrée ou il y a environ une livre d'huile verte.

Deux morceaux de cuivre du poids d'environ quatre onces.

Une phiole d'eau de nitre étiquettée eau qui a dissout l'or appelée eau première avec esprit de vin.

Une autre phiole dans laquelle il y a de l'esprit de sel, étiquetté or dissout en l'esprit de vin et l'esprit de sel.

Autre bouteille dans laquelle il y a de l'esprit de nitre. étiquettée eau dernière qui a de novis flocelly calciné jusqu'à trois fois.     ?

Un petit et un grand pelicant vuides.

Dans une phiole il y a d'une matière d'eau.

Une petite phiole eau de sel étiquettée eau dont je ne me souviens pas.

Deux petites phioles de verre carrées de mesme grandeur bouchées avec de la poix plaines de vinaigre et au fondz du sar concassé.

Une petite phiole d'eau forte.

Autre phiole ou il y a de l'eau qui a dissout de matière noire étiquettée deux onces et demy de Dragon d'or.

Une autre phiole ou il y a de l'esprit de nitre, étiquetté première eau vierge de calcination.

Une autre phiole ou il y a environ six onces d'esprit de sel tiré de celuy qui se tire de la dépuration du nitre étiquettée esprit de sel.

Deux autres phioles avec de l'eau forte.

Un petit gaudet plain de filtres de différantes matières.

Un autre petit godet de verre dans lequel a esté trouvé trois petits pacquets de verre un étiquété soulfre de magnicy l'autre poudre de ma femme a projet .   ?   et le troisième pacquet or fin.

Dans un gaudet de verre s'est trouvé un pacquet ou il y a de nitre préparé et un autre pacquet ou il y a du vitriol corrozif.

Une phiole de Livre ou il y a dedans environ une livre d'huile de quelque corps d'animal tiré par descensum.

Une phiole ou il y a de l'huille de bricque.

Un petit gaudet de verre étiquetté magistraire parfait vingt neuf grains.

Un petit pacquet dans lequel il y a du salpetre avec de la terre meslée.

Un pacquet de deux livres pesant ou il y a quantité d'arcinic meslé avec d'autre matière.

Un pacquet du poidz d'une livre, étiquetté cendre d'ours.

Un pacquet de sornerolles mondées pezant deux livres.

Un sac de toille, dans lequel il y a plusieurs pacquets dans l'un desquels ils y a un marc portant la figure de fondz d'une courge de verre ou il y a de l'antimoine dedans. et une autre pacquet étiquetté sel rouge. un autre paquet étiquetté poudre du pere Morand un autre paquet étiquetté Saturne préparée, et plusieurs autres poudres que ledit Brunet n'a peu reconnaistre, et finallement un autre paquet couvert de papier bleu et dans lequell il y a plusieurs autres pacquets étiquettez Saturne préparé.

Quatre bouteilles l'une d'icelles plaine de muscat.

Sur un autre rayon d'air au-dessus du susdit a esté trouvé une phiole étiquettée eau je ne sçay ce que c'est.

Autre phiole étiquettée eau qui a fait le sel de corail pour les perles.

Autre phiole ou il y a quatre onces d'esprit de sel commun.

Nass.

Une petite courge de verre étiquettée sel de lune et d'arcinie.

Un petit gaudet étiquetté venus disson dans le nitre.

Une phiole ou il y a d'huille de fleurs de violettes.

Une tace de verre plaine de sucre.

Une phiole ou il y a six onces d'eau forte.

Une bouteille de verre couverte d'un antimoine avec un filtre de papier gris dans lequel il y a du reagal plaine d'une eau qui a passé par dessus.

Sur les carreaux de la dite chambre a esté trouvé une bouteille d'ozier plaine de phegme d'esprit de sel.

Une bouteille carrée étiquettée de toutes sortes et principalement de nitre simple et esprit de vin.

Trois bouteilles d'ozier dans lesquelles il y a du vinaigre de vitriol.

Une bouteille ronde plaine d'huille de gabianne.

Une phiole carrée à moitié plaine d'un esprit volatil.

Autre pleine d'eau forte.

Un petit pot de terre plein d'arbourazis.

Une phiole de huict potz plaine d'une eau distillée.

Autre phiole de huitz potz plaine d'une eau empregnée de sel de tartre.

Une cruche de terre plaine d'une eau distillée.

Une autre bouteille carrée plaine d'esprit de sel.

Un sac de toille et un de papier dans lequel il y a de la terre blanche ou l'on a filtré par dessus dans le mesme sac de toille il y en a un en jaune ou l'on a filtré par dessus.

Une caisse de sapin dans laquelle il y a trois onces de sinabre pliés dans du papier, une once de soulfre pillé dans du papier, quatre onces de poudre blanche, plusieurs filtres et épies de bled de Turquie.

Deux culotz de régalle d'antimoine.

Une plaine serviette de noir de chènes à demi-mûres, dans du papier environ demi-livre de menien (?)

Un sacq de toille dans lequel il y a de l'huile lorrin plié dans une vessie.

Un pacquet de vitriol.

Dans une petite bouette plaine de son il y a un petit matras de la teneur de 2 ou 3 onces, à moitié plain d'une matière lequel n'a été ouvert, et une petite phiole ou il y a un esprit dedans.

Et plusieurs courges avecq leurs chapeaux de verre.

Toutes lesquelles choses ci dessus decrites ont été delaissées dans ledit appartenant au mesme estat et endroit qu'elles ont été trouvées et mises sous le sceau de nos armes apposé aux serrures des portes dudit appartement à la garde desdits Benesteau et Deschamps qui ont signéz avec lesdits M. Guerin, Brunet et nos dits intendant et commissaire susdits.

   Signé : Daqué.

     Par Monseigneur
       Péan. (?)


## N° X


Rapport de l'ouverture d'un cadavre sur un soupçon d'empoisonnement mal fondé.


Nous, médecins et chirurgiens du Roy en son Châtelet de Paris soussignés, certifions que de l'ordonnance de Monsieur

le lieutenant Criminel en datte du 23 Août 1677. Nous avons
fait l'ouverture du Corps de défunte dame Marie Angélique
de Ch., femme de M. de P. Conseiller en la Cour, demeurant
rue du Roy de Sicile et qu'ayant commencé par l'ouverture
du bas ventre, nous avons trouvé la plupart des viscères con-
tenus dans cette capacité, dégénérés de leur couleur naturelle
et fort altérés en leur substance, notamment le foye dont la
sublance nous a paru seiche, dure et friable : la rate nous a
paru entièrement pourrie, et à l'égard de l'estomac nous y
avons remarqué un peu de rougeur du côté qu'il touche le
foye laquelle rougeur nous estimons lui avoir été communiquée par le voisinage de ce viscère que l'inflammation avait
presque absolument consumé ; et cette disposition extérieure
du ventricule nous ayant porté à l'ouvrir pour en examiner
l'intérieur, nous y avons trouvé une quantité trés considérable
de bile épanchée, ayant sa couleur naturelle, et au surplus sa
tunique extérieure en son entier et bien disposée. Toutes lesquelles altérations des viscères susdites, nous font juger que
leur inflammation à causé la mort à la dite dame, sans qu'aucun poison avalé y ait eu la moindre part.

Fait à Paris, les jours et an que dessus.

(In Devaux, 1693)


## N° XI


### Rapport d'un homme empoisonné.


Nous, Docteur de la faculté de médecine en l'Université

de Paris, et maître chirurgien juré en ladite ville, certifions à tous qu'il appartiendra, que ce jourd'huy 15 Mai 1683 ayant été mandé avec empressement, à une heure après-midi rue Montmartre en la maison du sieur de l'Amé, avocat en la cour du Parlement, pour l'aider de notre secours dans les fâcheux symptômes qui lui sont arrivés incontinent après avoir mangé son potage. Nous l'avons trouvé dans une inquiétude extraordinaire, ayant le visage blême et extrêmement livide (?) tombant souvent en défaillance avec des sueurs froides, ayant des nausées continuelles, et se plaignant de ressentir des douleurs poignantes et très cruelles dans la région hypogastrique. et un goût à la bouche extrêmement mauvais ; ce qui, nous ayant fait juger qu'il avoit été empoisonné, nous lui avons au plustôt donné un vomitif qui luy a fait rejetter une bonne partie du potage qu'il avoit mangé. Après quoy, les mesmes accidents ayant persisté, nous avons donné à un chien du même potage qui estait demeuré dans le plat. et cet animal nous ayant paru ensuite fort inquiet et fort pesant (sic) nous avons esté confirmé dans la pensée que ledit Sieur de l'Amé avoit esté empoisonné au moyen dudit potage. Pour raison de quoy nous luy avons fait administrer en toute diligence les cordiaux nécessaires en pareil cas, nonobstant quoy nous estimons qu'il est en très grand danger de perdre la vie.

En foy de quoy, nous avons signé le présent rapport pour valoir ce que de raison.

Fait à Paris les jour et an que dessus.

## N° XII

Modèle de rapport de mort par le poison.

*Avons visité le cadavre.*

*La bouche duquel nous a paru pleine de sérosités, et la lèvre inférieure retirée avec noirceur de tout le gozier et avons remonté par l'ouverture de son corps, le fond de l'estomac marqueté de plusieurs noirceurs et déchirures vers son orifice supérieur, ce que jugeons lui être arrivé par du poison avallé, comme arsenic, sublimé ou autre drogue vénéneuse et bruslante.*

(In Gendry, *loc. cit.*, 1650)

(Le même receuil contient le rapport d'un homme possédé de plusieurs démons.)

## N° XIII

Rapport de l'ouverture d'un corps mort de poison.

*Nous, médecins et chirurgiens du Roy, en son Châtelet de Paris, certifions que de l'ordonnance de M. le lieutenant Criminel, sur le réquisitoire de M. le Procureur du Roy et en présence du sieur Commissaire B... Nous avons fait l'ouverture du cadavre de M. de L. auquel nous avons trouvé le* fond de l'estomac et le boyau duodénum attaqués d'une disposition gangréneuse dans leurs parties extérieures et qu'ayant ensuite ouvert l'un et l'autre, nous avons remarqué dans l'estomac un verre ou environ d'une liqueur rouge et briquetée semblable à du vin mélangé avec de la lie, de la qualité de laquelle on pourra mieux juger quand on en fera l'analyse. De plus nous avons trouvé la membrane intérieure dudit estomac rouge ulcérée et se séparant des autres tuniques comme si elle avait été brûlée et l'intestin susdit encore plus noir et plus altéré dans toute sa substance et que cette inflammation et cautérisation s'était communiquée jusqu'aux boyaux jéjunum et iléon dont la couleur nous a paru beaucoup plus brune et plus foncée qu'elle ne doit l'être dans l'état naturel. Toutes lesquelles ulcérations gangréneuses et cautérisations nous jugeons avoir été causées par les impressions de quelques mauvaises drogues prises par la bouche, dont la qualité maligne, et corrosive a causé la mort soudaine audit M. de P.

Fait à Paris, le 7 Juin 1678.

(In Devaux, loc. cit., 1693).


## N° XIV

### Notes sur l'affaire des Poisons.

Cette affaire a pris son commencement en l'année 1677 et a continuée plusieurs années de suite. Elle fut renvoyée définitivement à la chambre Royale de l'Arsenal par lettres patentes du 7 Avril 1679, pour instruire, faire le procez et ju-

ger en dernier ressort les accusez prévenus du crime de poison, qui étaient déjà arrêtés ou ie seroient dans la suite.
Quelques années avant 1677 et jusqu'à la fin de 1678 les
juges et magistrats de la ville de Paris et des environs, ainsi
que Monsieur le Secrétaire d'Etat, ayant reconnu que dans le
nombre des criminels et malfaiteurs qu'ils avaient faient arrêter pour délits ordinaires, soit en vertu de décrets ou en
vertu d'ordres du Roy, la plus grande partie de ces prisonniers étoient chargés par des informations, des déclarations à
la mort, ou des avis donnés au gouvernement d'avoir eu part,
ou tout au moins connaissance de différents empoisonnements
exécutés par différentes personnes de tout etats et conditions
qui en étaient mortes. Ces indices notoires, ces rapports et ces
procédures donnèrent lieu au Ministère de faire faire secrètement dans Paris et dans les environs, des recherches et des
informations très exactes sur ce qui pouvoit regarder des
faits de poison, et bientôt on apprit que ce crime devenoit
commun, qu'il se répandoit même dans les campagnes, parmi
les paysans, qui en avaient pris l'exemple sur Paris où il
fesoit des progrès, ayant d'abord commencé chez les gens
d'un certain rang, de là étoit passé dans la bourgeoisie et
dans le peuple. Le Roy, informé de ces horreurs, et voulant arrêter le cours d'un mal aussi abominable et aussi dangereux
dans ses suites, nomma des juges qui ne connoîtroient que de
ce crime, circonstances et dépendances, lesquels par la grande
diligence et sévérité qu'ils apporteroient à punir parvien-
droient infailliblement à l'extirper. Sa Majesté établit à cet
effet une commission séante à la Chambre ardente de l'Arsenal, composé de Conseillers d'Etat et de Maîtres des Requêtes; et le Sr. Robert, procureur du Roy du Châtelet,

*homme consommé dans la procédure criminelle, fut nommé procureur général de la Commission. Les lettres patentes en furent expédiées à Saint Germain en Laye, datées comme on l'a dit du 7 Avril 1679, contresignées Colbert secrétaire d'Etat, qui avait le département de Paris. La volonté du Roy était que tous les procez déja encommencés pour fait de poison ou dans lesquels il y avait des matières relatives au crime de Poison, soit qu'ils fussent instruits par des juges ordinaires ou par des commissions particulières du Conseil, même les informations d'office et extra judiciaires faites en conséquence d'ordres du Roy pour crime de poison, seroient renvoyées à la Chambre Royale de l'Arsenal et les pièces et procédures faites en conséquence, portées au greffe de la dite Chambre. La Chambre devoit connaitre et juger les accusés prévenus de poisons, maléfices, impiétés, sacrilèges, profanations et fausse monoye, circonstances et dépendances, tant dans la ville de Paris qu'en divers autres lieux.*

(Notes des Gardes et commis aux Archives de la Bastilles, conservées aux Archives de la Préfecture de Police, Carton Bastilles I, 98-101).

(In Funck Brentano, Catalogue, page 44.)

## N° XV

L'ambassadeur CONTARINI au Doge de Venise.

*Sérénissime Prince, lorsque l'habitude des empoisonnements s'est introduite dans ce pays, et que plusieurs personnes* de la noblesse et du peuples ont été reconnues complices d'un crime aussi odieux, les arrêts du Parlement n'ont pas été rendus avec la sévérité nécessaire dans une matière aussi délicate ; en conséquence le roi a délégué des membres de son conseil d'État et plusieurs officiers de justice pour en faire la recherche, et il a établi un tribunal qu'il a appelé la Chambre ardente pour juger les coupables : les prisons de Vincennes et de la Bastille en sont pleines ; ce sont principalement des femmes de la noblesse et de la bourgeoisie. Le premier Président a représenté au Roi le coup que recevrait le Parlement qu'on privait de sa pâture accoutumée et a vanté sa justice immaculée, afin qu'on lui épargnât cette tache et cet affront. Le Roi a tenu bon et n'a pas voulu céder à ces remontrances. Un de ces jours nous verrons les tristes spectacles donnés par ce tribunal.

*Paris, 19 avril 1679.*

*Archives de Venise* (trad. par Ravaisson. in Archives de la Bastille, tome IV).

## Nᵒ XVI

Rapport sur les causes de l'interruption des séances de la Chambre ardente, du 1ᵉʳ octobre 1680 au 19 mai 1681.

Ce jour d'huiy, 1ᵉʳ Oct. 1680. en exécution de l'arrêt du 30 Sept. au dit an qui a condamné à mort Françoise Filhastre et Jacques Joseph Cotton, leur a été donné la question ordinaire et extraordinaire. mais la dite Filhastre ayant fait, à

la question et hors la question, des déclarations très considé-
rables et le Roy ayant veu le procès verbal avec les confrontations faites de la diste Filhastre, sur ses dites déclarations,
et le procès verbal contenant de nouvelles déclarations faites
par elle dans la Chapelle du Château de la Bastille, avant
d'aller au supplice, S. M. pour des considérations importante
à son service, ne voulut pas qu'il fust expédiez des grosses
des dits actes pour servir à la Chambre, et elle fit sçavoir à
Monsieur Boucherat, qui présidoit à la dite chambre, d'en
cesser les séances,....

..... Le Roy s'estant trouvé dans ce temps fortement in-
citté par plusieurs de ses courtisans, et même par des personnes constituées en dignité, pour faire entièrement cesser
les Chambres et cela soubz de différents prétextes dont le plus
précieux estoit celui qu'une plus longue recherche sur le fait
des poisons et empoisonnements descriroit la Nation chez les
étrangers.....

«..... Monsieur de la Reynie ayant esté entendu par le
Roy dans son cabinet, en la présence de Monsieur le Chancel-
lier et de Messieurs Colbert et Marquis de Louvois, dans
quatre différents jours et pendant quatre heures chaque fois,
Sa Maj. se détermine enfin à la continuation de la Chambre et
ordonna à M. de la Reynie de continuer ses instructions à l'ordinaire, néanmoins de ne rien faire sur aucune des déclarations contenues aux procès verbaux de question et d'exécution
de la Filhastre que sa Majesté, pour des considérations
importantes à son service, ne voulut point être divulguées. »


(Funck-Brentano. Catalogue des Archives de la Bastille).

## N° XVII

Colbert à Duplessis.

Saint-Germain, 25 février 1681.

*Au sieur Duplessis, avocat à Paris.*

*J'ay vu et examiné avec soin le mémoire que vous m'avez envoyé. J'espère recevoir demain votre mémoire sur le second fait qui n'est pas moins grave que le premier et dont la preuve est selon moi plus entière et plus parfaite.*

*Lorsque vous aurez achevé ces deux mémoires et que vous serez par ce moyen parfaitement instruit de ces deux faits, je vous prie de penser avec application et de faire réflexion sur ces deux choses.*

*La première sur le défaut de procédure, parce qu'il me semble que l'on peut beaucoup soupçonner que la longueur de la prison, la multiplicité des interrogatoires, le grand nombre des prisonniers tous accusés et complices des mesmes crimes et qui ont pu avoir facilement communication ensemble ont donné lieu et facilité à ces différentes accusations, pour, en rendant complices de tous leurs crimes des personnes de considération (1), embarrasser le jugement de leur procès, pro-*

_____________

(1) Ceci fait allusion aux relations que la Voisin et ses complices disaient avoir eues avec Mesdames de Montespan et de Vivonne. Colbert pensa qu'il

longer la peine qu'ils sçavoient bien avoir méritée et peut-être l'anéantir.

Il faut donc examiner s'il y avoit nécessité ou non de faire tant d'interrogatoires, d'établir une chambre extraordinaire pour cette nature de crimes, de prolonger ces procès contre l'ordre ordinaire de la justice, et si cette affaire avoit été remise en son entier aux lieutenans criminels, si elle n'auroit pas esté plus promptement terminée et plus seurement punie sans tomber dans tous les embarras dans lesquels on est tombé par les causes cy-dessus décrites.

Après avoir examiné ce premier point, je vous prie d'examiner avec la mesme application le second qui consiste à sçavoir les moyens de sortir de cet embarras, ce qui ne peut se faire qu'en trois manières différentes.

L'une de laisser continuer la procédure et juger. C'est ce que le Roy ne tesmoigne pas vouloir.

La seconde d'examiner si l'on pourroit juger deux ou trois des plus coupables en commençant par ceux qui sont chargés d'autres crimes et qui ont dénié les faits importans pour, s'ils persistent dans leurs dénégations, servir de preuve de la calomnie sinon. cesser le jugement des autres et prendre quelque autre expedient. S'ils persistoient, en faire juger un autre, et ainsy fortifier la preuve de la ca-

---

était prudent de faire le silence sur les scandales dont ces deux favorites s'étaient rendues coupables (messes d'amour, etc...) et qu'il fallait à tout prix les innocenter de cette tentative d'empoisonnement commise sur le roi à Saint-Germain, il écrivit dans ce sens un mémoire à Louis XIV. De sorte que ce dernier qui ne demandait pas mieux que de croire à l'innocence de ses courtisans, leur continua comme par le passé les faveurs royales. (Cf. à ce sujet : Lettres de Colbert. Mémoire de l'avocat Duplessis et autres pièces.)

lomnie par ces dénégations parvenir à punir l'un après l'autre les trois pricipaux qui sont : Lesage, Guibourg et la Voisin. On pourroit peut-être commencer par le jugement de la Trianon et peut estre que cette voye pourroit réussir.

La troisiesme manière serait de ne rien juger et d'envoyer toutes ces canailles en les divisant en quatre parties : en Canada, en Cayenne, en les isles d'Amérique et en celle de Saint Domingue.

Je vous prie de vous appliquer particulièrement à examiner si la seconde manière pourroit estre pratiquée avec quelque seureté.

Je croirois en ce cas qu'il faudroit séparer à l'instant tous ces criminels, envoyer aussitôt une vingtaine des moins coupables dans quelques chasteaux près d'icy, séparer aussi les plus coupables en sorte qu'ils ne pussent avoir ensemble aucune communication et commencer par le jugement de la Trianon à laquelle il faudroit voir si l'on pourroit éviter de la confronter avec ceux qui ont parlé de ces crimes.

Je vous prie de me renvoyer ce billet et de me croire tout à vous.

Colbert.

(Cabinet de M. le duc de Luynes — m. 55, n° 93. Carton 3, édité par Clément.)

## N° XVIII

Arrêt de mort contre la FILHASTRE COTTON.

Manuscrit inédit
Arsenal
[10.349. 161 a].

*Veu par les Commissaires députté: pour l'exécution des lettres patentes des sept avril XVI° soixante-dix-neuf et vingt quatre febvrier dernier en la chambre séante au chasteau de l'Arsenal le procé: extraordinaire instruit à la requeste du procureur général de la commission demandeur et accusateur contre Jacques Joseph Cotton prestre, maistre des petites escoles de la Charité de la paroisse de St. Paul à Paris et Françoise Filhastre prisonnière au chasteau de la Bastille et de Vincennes deffendeurs et accuses, les interrogatoires de Catherine Deshayes. femme d'Anthoine Montalison du 10 octobre XVI° soixante dix neuf. d'Adam Coeuret. dit Lesage des vingt huit septembre. quatorze octobre audit an et premier janvier XVI° quatre-vingt, l'arrest du quinze du quinze (sic) dudit mois de janvier par lequel a esté ordonné que la dite Filhastre emprisonnée de l'ordre du Roy au Chasteau de Vincennes y seroit arrestée et recommandée soubz le bon plaisir de sa majesté, l'exploit de recommandation de la dite Filhastre au dit chasteau de Vincennes fait le mesme jour par de la Rüe huissier du conseil en vertu dudit arrest, les interrogatoires et déclarations de ladite Filhastre des vingt deux décembre XVI° soixante dix neuf matin et de relevée, vingt trois dudit mois, deux janvier XVI° quatre vingt matin et de relevée, dix febvrier. vingt six may. cinq. douze. quinze et vingt un juin.*

vingt neuf juillet, premier dix et douze aoust dernier, vingt
quatre et vingt cinq septembre ensuivant, autre arrest du
quinze may dernier par lequel a esté ordonné que les accusez
seront recollez dans leur interrogatoire sy fait n'a esté et
confrontez a la dite Filhastre et respectivement les uns aux
autres, autre arrest du trois aoust aussy dernier par lequel a
esté ordonné que le dit Cotton emprisonné de l'ordre du Roy
au chasteau de la Bastille, y seroit arresté recommandé soubz
le bon plaisir de sa majesté. l'exploit de recommandation dudit Cotton audit chasteau fait le mesme jour par le dit de la
Rüe huissier en vertu du dit arrest [161-b], les interrogatoires
de Cotton des dix sept juin, trois et dix aoust dernier, l'arrest du cinq dudit mois d'aoust qui ordonne que les accusez
seront recollez sy fait n'a esté dans leur interrogatoire et
confrontez audit Cotton et appartenant en la citation aux
autres. les interrogatoires et déclaration d'Elizabeth de Bosse,
d'Adélaide Baux, des trois, cinq et neuf janvier dernier,
douze et trente may et onze juin ensuivant, les interrogatoires de Françoise Lalande femme Francois Chappollain des
29 janvier 1679, trois janvier, douze may, trente aoust et
trois septembre dernier, les interrogatoires de Pelard Gallet
des trois et quatre juin, quatre et vingt quatre aoust et trois
septembre, les interrogatoires de Jacques le Roy dit l'abbé
Deshayes des vingt cinq may et cinq juin, les interrogatoires
d'Elizabeth Simon du douze may, les interrogatoires de
Catherine Martin, femme de Gabriel Bergeret des sept et dix
huit novembre. lesquels furent faits le dix neuf, les interrogatoires de Nicolle de Lorme femme d'André Bellier des vingt
et vingt six mars dernier et douze may ensuivant, les interrogatoires d'Adam Cœuret dit Lesage du dix huit juillet aussy

dernier les interrogatoires d'Estienne Guibourg des vingt et vingt trois juin, leurs recollements sur tous lesdits interrogatoires et déclaracions, les confrontations dudit abbé desquelles a la dite Filhastre de seze febvrier dernier, de ladite de Bosse a la dite Filhastre du deux juin, de ladite Filhastre a la Chappolain et a la dite Guarin du deux aoust de la dite Filhastre a Catherine Bratlay femme de Claude Trianon du quatre du dit mois d'aoust de la dite Lalande a la dite Filhastre et de la dite Filhastre à ladite Lalande fait audit mois, de la dite Filhastre au dit Cotton et du dit Cotton a la dite Filhastre du dix dudit mois, de la dite Filhastre a Joseph du Fos du douze du dit mois, de la dite Filhastre a la dite Chappollain du quatre du présent mois, de plus de la dite Chapollain a la dite Filhastre du cinq du dit mois, du dit Gallet a la dite Filhastre et de dite Filhastre au dit Gallet, du six du dit mois, de la dite Filhastre à Estienne Guibourg et a la dite Chappollain du dix dudit mois de la dite Filhastre et de la dame du Fayel au dit Huot et a l'Abbé Deshayes |219 a| et dudit abbé Deshayes à la dite Filhastre du treize du dit mois du dit Cotton et la dite Chapollain et ausdit Lalande et Huot et de la dite de Bosse au dit Cotton du seize dudit présent mois de la dite Filhastre a la dite de Bosse du dix-neuf du dit mois, de la dite Filhastre a ladite Simon et de la dite Simon a la dite Filhastre et encore de la dite Filhastre au nommé Delaistre du vingt VI de ce présent mois de la dite Filhastre a la dite Bergeret et de la dite Bergeret a la dite Filhastre de la dite Filhastre a la dite Bellier et de la dite Bellier a la dite Filhastre du vingt deux dudit mois, de la dite Filhastre a Michel Lepreux a la femme de Nicolas Poublet a Estienne Desnoyers et a Marie Deschamps dite la Callet du

vingt trois du dit mois, de la dite Filhastre a la nommée
Gautier Jeanne Chanfrein Trabot et au dit Cotton du vingt
quatre du dit mois des dits Lalande et Huot au dit Cotton, de
messire Jean, des dit Cœuret dit Lesage et Guibourg a la
dite Filhastre du vingt-cinq du dit mois procès-verbaux d'ap-
position et levée de sellez sur deux cassettes apartenant a la
dite Filhastre et sur un pacquet de papier trouvés sur
la dite Filhastre arrest du quinze may dernier portant que les
dits scellez seront levés description faite de ce qui se trouvera soubz iceux tant pour les poudres et drogues visitées par
Dugué et Fresquières médecins, et Geoffroy et Simon expers
que la chambre a nommés d'office, procès verbal de chacune
des dites poudres et drogues des conséquences de l'arrest contenant leur rapport sur la quantité des poudres et drogues
trouvées soubs ledit compte, confrontation faite de la dite
Filhastre aux nommés Denise Boudeloche et de Jean Vau-
desme, a la femme du nommé de Meslier, dite la Vantion, au
sieur Bault du vingt huit du dit présent mois et de plus confrontation faite de la dite Filhastre le meme jour a Marie
Nardot, femme de Pierre Guillemay, sieur Dumesnil et
autres procédures ensuivant les lettres patentes cy devant
dattées et les arrestz et interrogatoires d'iceux le procès verbal
du greffier de la comparution, de la procuration par le
prestre des dites lettres patentes et appele a la dite Fihastre
et au dit Cotton tout veu et considéré depuis les conclusions
des faits faites de par le dit procureur général et après que
les dits Filhastre et Cotton ont esté ouys sur la sellette de la
chambre dudit procureur [219 b] pour ce transferez des chasteaux de Vincennes et de la Bastille lieux de leur prison,
la chambre a déclaré et déclare le dit Jacques Joseph Cotton

et la dite Filhastre duement atteints et convaincus sçavoir le
ledit Cotton de crime de lèse majesté divine, de sacrilèges, de
profanation, impiétez et d'autres cas mentionnés au procès
de ladite Filhastre, d'avoir participé aux dits sacrilèges de
profanation, impietez et conjurations, et d'avoir recherché et
fait commerce de poisons et d'autres cas aussy mentionnés au
procès. Pour réparation de quoy condamnez de faire amende
honorable au devant de la principalle porte de l'Eglise de
Notre-Dame, la corde au col, le dit Cotton nud teste, en tenant chacun une torche ardente de poudre de deux livres et la
dire et déclarer a haute et intelligible voix que méchamment et
comme mal advisez ils ont fait et commis les sacrilèges, profanations et impietez dont ils se repentent et demandent pardon a Dieu, au Roy, et a justice, ce fait conduits dans un tombereau à la place de gresve pour y estre bruslez vifs leurs
cendres jetées a vent, les dits Cotton et Filhastre préalablement appliquéz a la justice ordinaire pour apprendre par
leur bouche la vérité d'aucuns cas mentionnez en ce procez et
avoir revelation de leurs complices tous leurs biens acquis et
confisquez au Roy sur iceux pris la somme de deux cent
livres applicables moityé aux pauvres de la paroisse de Saint
Paul et l'autre moityé à l'hospital des Quinze |220-a| vingt
et cinq cent livres d'amende vers le Roy au cas que la confiscation n'ayt levé au proffit de sa majesté.

Jugé le 30 septembre 1680.

Boucherat — Bazin — de la Reynie.

## N° XIX



Arrest de mort contre la DESHAYES.

*Veu par les commissaires deputtéz par le Roy pour l'exa-*
*men des lettres patentes de sa majesté du sept avril dernier*
*en la chambre séante au chasteau de l'Arsenal le procez cri-*
*minel instruit à la requeste du procureur général de la com-*
*mission demandeur et accusateur de Catherine Deshayes*
*femme d'Anthoine Montabison prisonnière au chasteau de*
*Vincennes deffenderesse et accusée. l'arrest du Conseil d'Es-*
*tat du Roy du dix janvier XVI<sup>e</sup> soixante dix neuf par lequel*
*entre autres choses a esté ordonné que par messire Gabriel*
*Nicolas de la Reynie conseiller du Roy en ses Conseils maistre*
*des requestes ordinaires en son hostel il sera informé a la*
*requeste du sieur Robert procureur du Roy au Chastelet de*
*Paris aussy depputté par ledit arrest contre Marie Marette*
*Veuve de Nicolas Bosse, François Marie et Guilleaume Bosse*
*ses enfans Marie Teadon femme de Mathurin Vigoureux et*
*autres leurs complices. les informations et additons d'infor-*
*mations faites contre lesdits Marette, Vigoureux et complices,*
*les interrogatoires de ladite Marette des 12, 15, 23, 25 et*
*27 Mars et qui se trouveront coupables de s'estre entremis de*
*commerce et débit de toutes sortes de drogues suspectes et que*
*les procédures et intructions criminelles qui auront esté com-*
*mencées par le dit sieur de la Reynie et exercées des ordres*
*du Roy seroient par luy continuées jusques à jugement deffi-*

nitif exclusivement.... le procès verbal d'emprisonnement de la dite Voisin au Chasteau de Vincennes... et divers autres instructions interrogatoires et confrontations.

La chambre a déclaré et déclare la dite Catherine Deshayes femme d'Antoine Montabison duement atteinte et convaincue des crimes d'empoisonnement, d'avortement, de séduction, d'impiété, de profanation, de subornation et d'autres cas mentionnez au procez, pour réparéz de quoy condamnée à faire amende honorable au devant de la principale porte de l'Eglise de Notre-Dame où elle sera conduite dans un tombereau par l'exécuteur de la haute justice, et là estant à genoux et tenant en ses main une torche ardente de poids de deux livres dire et déclarer a haute et intelligible voix que méchamment et comme mal advisée, elle a fais et commis les empoisonnemens, avortemens les séductions impiétez et profanations mentionnez au procez dont elle se repent et demande pardon a Dieu au Roy et a Justice. Ce fait, estre conduitte a la place de greve pour y estre brulée vive et ses cendres jettées au vent, ladite Catherine Deshayes préalablement appliquée à la question ordinaire et extraordinaire pour apprendre par sa bouche les noms de ses complices et avoir revelation des autres cas mentionnez au procez tous et chacun ses biens acquis et confisquez au Roy sur [338 b] iceux préalablement la somme de cinq cens livres d'amande envers sa majesté en cas que confiscation n'ayt lieu au profit de sa majesté.

Jugé le dix-neufvièsme febvrier 1680.

Bazin, Boucherat, de la Reynie.

# BIBLIOGRAPHIE

## I. — SOURCES MANUSCRITES

A. Bibl. de l'arsenal : Mss. franç. 10336-10366 (1).

B. Bibl. Nationale :

    1. Mss. franç. 7610 et 14055.

    2. Cabinet des Titres, pièces originales (Daubray).

    3. Collection Morel de Thoizy (section des imprimés vol. XIII).

C. Préfecture de police. Archives manuscrites : cartons des papiers de la Bastille, affaire des poisons.

## II. — IMPRIMÉS

### XVIᵉ SIÈCLE

Ambroise Paré. — Œuvres, livres XXI et XXVII. Paris, 1575, édit. princeps.

### XVIIᵉ SIÈCLE

Colbert. — Lettres, tome IV (éditées par Clément).

Mᵐᵉ de Sévigné. — Lettres *(passim)*.

Gendry. — Des moyens de bien rapporter à Justice. Angers, 1650.

---

(1) Ces manuscrits ont été classés par M. Funck-Brentano, qui en a dressé un excellent et pratique catalogue.

Devaux. — L'art de faire des rapports en chirurgie, les formules et le style le plus en usage parmi les chirurgiens avec un extrait des statuts, arrêts et réglements. Paris, 1693, édit. princeps.

XVIII<sup>e</sup> SIÈCLE

Voltaire. — Dictionnaire philosophique *(passim)*.
— Essai sur les mœurs *(passim)*.
— Siècle de Louis XIV, chap. xxvi.
D'Alembert et Diderot. — L'Encyclopédie (chimie par Fourcroy).

XIX<sup>e</sup> SIÈCLE

Histoire. — Ravaisson. — *Archives de la Bastille*, tomes IV, V, VI, VII. Paris, 1870.
— Michelet. — *Histoire de France*, tome I. (Introduction). Tome II.
— Clément. — La police sous Louis XIV.
— D<sup>r</sup> Legué. — Médecins et empoisonneurs au xvii<sup>e</sup> siècle. Paris, 1895.
Médecine. — Chapuis. — Toxicologie (introduction).
— Manquat. — Traité de thérapeutique *(passim)*.
— Blanchard. — Zoologie médicale *(passim)*.
— De Lanessan. — Botanique médicale *(passim)*.
Droit. — Merlin. — Répertoire et jurisprudence. Art. Empoisonnement.
— Isambert. — Anciennes lois françaises.

## III. — PÉRIODIQUES

Fouquier. — Les causes célèbres (le procès de la Brinvilliers, livre 96).
*Revue des Deux-Mondes*, avril 1860 (Michelet, Décadence morale au xvii<sup>e</sup> siècle).
*Revue hebdomadaire*. An. 1897, n<sup>os</sup> 14, 15 et 16. (F. Funck-Brentano, La marquise de Brinvilliers).

*Revue encyclopédique,* septembre 1897 (F. Funck-Brentano,
La mort de Madame).
*Gazette des tribunaux,* 2 janvier 1895.


## IV

Dictionnaires Dechambre, Jaccoud, Larousse, Grande Encyclopédie (Articles divers).

# TABLE DES MATIÈRES

## PIÈCES JUSTIFICATIVES



CHARTRES. — IMPRIMERIE DURAND, RUE FULBERT.

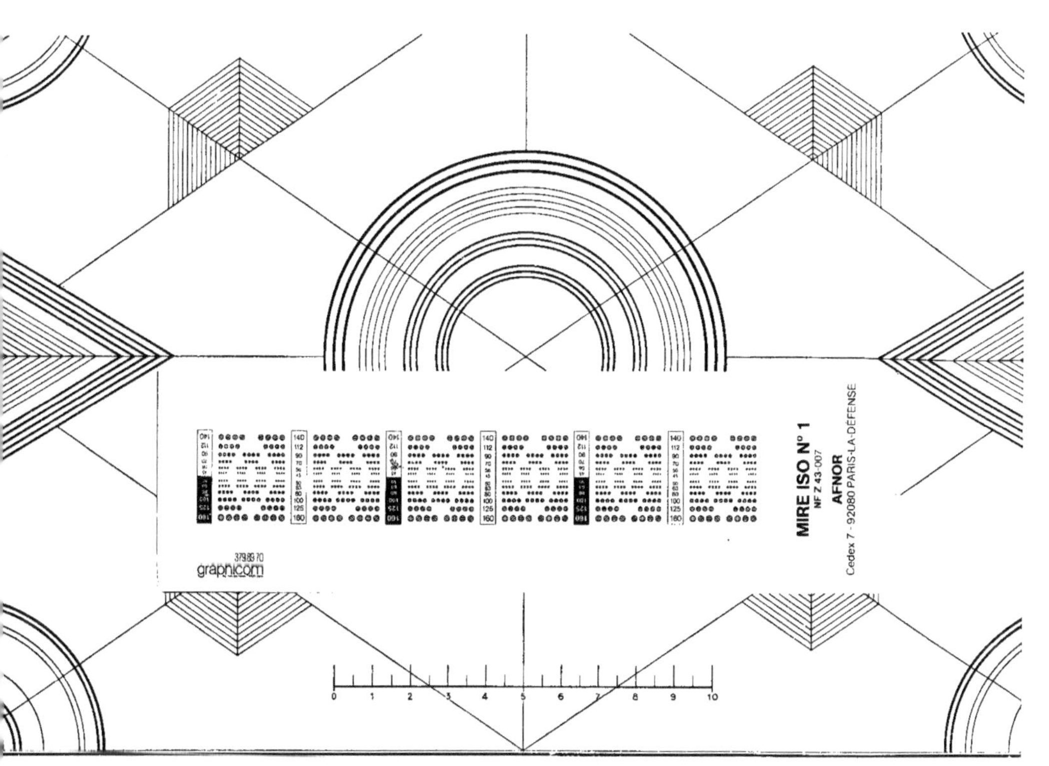


SERVICE PHOTOGRAPHIQUE